AF185131

Michael Zankhaus

Leistungen zur medizinischen Rehabilitation für erwerbstätige Menschen mit Asperger-Syndrom in Deutschland

Handlungsempfehlungen zur Verbesserung und Ausweitung der Leistungen zur medizinischen Rehabilitation für erwerbstätige Asperger-Autisten mit psychosomatischen Erkrankungen

Michael Zankhaus

Leistungen zur medizinischen Rehabilitation für erwerbstätige Menschen mit Asperger-Syndrom in Deutschland

Rehabilitationswissenschaften/Recht

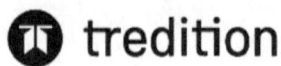 tredition

© 2025 Michael Zankhaus
Umschlag, Illustration: Michael Zankhaus

Druck und Distribution im Auftrag des Autors:
tredition GmbH, Halenreie 40-44, 22359 Hamburg,
Deutschland

ISBN: 978-3-384-53851-2

Das Werk, einschließlich seiner Teile, ist urheber-
rechtlich geschützt. Für die Inhalte ist der Autor
verantwortlich. Jede Verwertung ist ohne seine Zu-
stimmung unzulässig. Die Publikation und Verbreitung erfolgen im Auftrag des Autors, zu erreichen
unter: Michael Zankhaus
      c/o AutorenServices.de
      Birkenallee 24
      36037 Fulda
      Deutschland

Inhaltsübersicht

6. Handlungsempfehlungen zur Verbesserung und Ausweitung der Leistungen zur medizinischen Rehabilitation für erwerbstätige Asperger-Autisten mit psychosomatischen Erkrankungen

1. Einleitung

Die Diskrepanz zwischen individuellen Bedürfnissen und existierenden Versorgungsangeboten für Menschen mit Asperger-Syndrom bildet den Ausgangspunkt für diese wissenschaftliche Arbeit. Als erwerbstätiger Asperger-Autist, der selbst auf medizinische Rehabilitation angewiesen ist, habe ich die strukturellen Hürden bei der Inanspruchnahme notwendiger Gesundheitsleistungen persönlich erfahren.

Das Thema dieser Arbeit ist in mehrfacher Hinsicht hochrelevant. In einer zunehmend inklusiven Gesellschaft, in der die Akzeptanz neurodiverser Lebensrealitäten wächst, wird auch der Ruf nach spezifischen Unterstützungsangeboten lauter. Das Asperger-Syndrom, eine Form der Autismus-Spektrum-Störung, ist durch eine Vielzahl individueller Herausforderungen geprägt, die von Kommunikationsschwierigkeiten über sensorische Überempfindlichkeiten bis hin zu einem erhöhten Risiko für psychosomatische Erkrankungen reichen.

Erwerbstätige Menschen mit Asperger-Syndrom befinden sich in einer besonderen Lage: Sie müssen nicht nur die Anforderungen des Arbeitslebens bewältigen, sondern gleichzeitig mit den Barrieren umgehen, die ihre neurodiverse Wahrnehmung und psychosomatische Belastungen mit sich bringen. Die medizinische Rehabilitation könnte hier eine zentrale Rolle spielen, um die Lebensqualität und Arbeitsfähigkeit dieser Menschen zu fördern.

Das Ziel dieser Arbeit ist es, den Bedarf und die bestehenden Angebote an medizinischer Rehabilitation für erwerbstätige Asperger-Autist*innen mit psychosomatischen Erkrankungen in Deutschland systematisch zu analysieren. Dabei werden nicht nur die aktuellen Herausforderungen für Betroffene und Anbieter beleuchtet, sondern auch konkrete Handlungsempfehlungen entwickelt, die auf eine Verbesserung und Ausweitung der bestehenden Leistungen abzielen.

Die zentrale Forschungsfrage lautet: Bestehen ausreichend Angebote an Leistungen zur medizinischen Rehabilitation für erwerbstätige Asperger-Autist*innen mit psychosomatischen Erkrankungen, und wie könnten diese optimiert werden? Im Rahmen dieser Fragestellung werden zusätzliche Aspekte untersucht, darunter die gesetzlichen Rahmenbedingungen, institutionelle Barrieren sowie die Rolle der Sozialversicherungsträger.

Methodisch basiert diese Arbeit auf einer umfassenden Literaturrecherche, die sowohl nationale als auch internationale Studien, Berichte und Fachliteratur einbezieht. Dabei wird ein interdisziplinärer Ansatz verfolgt, der Erkenntnisse aus den Bereichen Rehabilitationsrecht, Sozialversicherung, Psychologie und Medizin miteinander verknüpft. Die Analyse erfolgt unter Anwendung verschiedener wissenschaftlicher Methoden, darunter qualitative Auswertungen, kritische Synthesen und systematische Vergleiche.

Die wissenschaftliche Auseinandersetzung mit dem Asperger-Syndrom hat in den letzten Jahren an Intensität gewonnen, bleibt jedoch in zentralen Bereichen unzureichend. Der Fokus der Forschung liegt häufig auf Kindern und Jugendlichen, während die Bedürfnisse von Erwachsenen, insbesondere erwerbstätigen Menschen mit psychosomatischen Erkrankungen, weniger Beachtung finden. Auch die medizinische Rehabilitation als spezifisches Unterstützungsangebot für diese Zielgruppe ist bisher kaum untersucht worden.

Die Arbeit gliedert sich in insgesamt sieben Kapitel. Nach dieser Einführung werden in Kapitel 2 die Grundlagen der medizinischen Rehabilitation erläutert, wobei sowohl der Sinn und Zweck als auch die gesetzlichen Rahmenbedingungen im Vordergrund stehen. Kapitel 3 widmet sich den besonderen Bedürfnissen erwerbstätiger Asperger-Autist*innen mit psychosomatischen Erkrankungen im Arbeitsleben. Dabei werden zentrale Herausforderungen wie

Kommunikationsschwierigkeiten, soziale Interaktion und sensorische Überempfindlichkeiten sowie die Auswirkungen psychosomatischer Erkrankungen auf die Arbeitsfähigkeit thematisiert. In Kapitel 4 erfolgt eine Analyse der bestehenden Angebote zur medizinischen Rehabilitation, wobei Aspekte wie Verfügbarkeit, Qualität und Wirksamkeit im Fokus stehen. Kapitel 5 beleuchtet die Herausforderungen bei der Betreuung dieser Zielgruppe, sowohl aus Sicht der Anbieter als auch der Betroffenen, und analysiert gesetzliche und institutionelle Barrieren. Kapitel 6 entwickelt auf Basis der gewonnenen Erkenntnisse konkrete Handlungsempfehlungen zur Verbesserung und Ausweitung der Angebote, einschließlich gesetzgeberischer Maßnahmen und der Rolle der Sozialversicherungsträger. Im abschließenden Kapitel 7 werden die Ergebnisse zusammengefasst und ein Fazit gezogen.

Die Motivation für diese Arbeit ist nicht nur wissenschaftlicher, sondern auch persönlicher Natur. Als

Betroffener möchte ich dazu beitragen, die Lebenssituation und die berufliche Teilhabe von erwerbstätigen Menschen mit Asperger-Syndrom nachhaltig zu verbessern.

2. Grundlagen der medizinischen Rehabilitation für erwerbstätige Menschen

Die medizinische Rehabilitation für erwerbstätige Menschen spielt eine entscheidende Rolle bei der Wiederherstellung und Erhaltung der Arbeitsfähigkeit, insbesondere im Kontext psychosomatischer Erkrankungen. In den folgenden Abschnitten werden die Ziele und gesetzliche Anspruchsvoraussetzungen dieser Rehabilitation erörtert, gefolgt von den besonderen Bedürfnissen von erwerbstätigen Asperger-Autist*innen. Dies schafft einen umfassenden Rahmen, der die Bedeutung einer individuellen und bedarfsgerechten Unterstützung für eine erfolgreiche berufliche Integration unterstreicht.

2.1 Sinn und Zweck der medizinischen Rehabilitation

Die medizinische Rehabilitation dient einem umfassenden Ziel: Sie soll die körperliche, geistige und soziale Gesundheit von Menschen wiederherstellen, um deren Lebensqualität langfristig zu sichern und ihre gesellschaftliche sowie berufliche Teilhabe zu ermöglichen. Besonders für erwerbstätige Personen nimmt die medizinische Rehabilitation eine Schlüsselfunktion ein, da ihre Arbeitsfähigkeit stark von ihrer gesundheitlichen Verfassung abhängt. Die Maßnahmen tragen dazu bei, die berufliche Teilhabe zu fördern und somit auch die finanzielle Unabhängigkeit der Betroffenen zu sichern. Gleichzeitig wird durch den Erhalt der Berufstätigkeit der soziale Status stabilisiert, was entscheidend für die emotionale und psychische Stabilität der Betroffenen sein kann (vgl. Voll 2009). Darüber hinaus stellt die Prävention von Langzeitschäden oder sozialem Ausschluss einen zentralen Fokus dar. Besonders psychosomatische Erkrankungen, die häufig Arbeitsunfähigkeiten bedingen, können durch frühzeitige Rehabilitationsmaßnahmen gezielt reduziert werden, wobei der interdisziplinäre Ansatz der Rehabilitation von großer Bedeutung ist. Die Zusammenarbeit zwischen medizinischem Fachpersonal, Sozialarbeitenden und Arbeitgeber*innen ermöglicht eine individuell angepasste Betreuung, die eine nachhaltige Wiedereingliederung in den Arbeitsmarkt unterstützt (vgl. Aman 2005).

Für Menschen mit Asperger-Syndrom hat die medizinische Rehabilitation eine besondere Relevanz, da sie spezifische Bedürfnisse dieser Zielgruppe adressiert. Dazu zählen zum Beispiel sensorische Überempfindlichkeiten, die durch individuell angepasste Strategien, wie den Einsatz reizreduzierter Arbeitsumgebungen, besser bewältigt werden können. Diese Personen weisen oft auch Kommunikationsschwierigkeiten auf, die sich durch gezieltes Training innerhalb der Rehabilitation verbessern lassen, um Missverständnisse am Arbeitsplatz zu reduzieren und die soziale Integration zu fördern (vgl. Paul et al. 2023; Aman 2005). Auch können psychosomatische Belastungen, die durch die Anforderungen neuer Umgebungen oder beruflicher Herausforderungen entstehen, durch rehabilitative Maßnahmen verringert werden (vgl. Voll 2009). Ein wesentlicher Bestandteil der Rehabilitation besteht darin, den Betroffenen Kompetenzen zu vermitteln, die es ihnen ermöglichen, sich besser an berufliche Strukturen anzupassen und ihre spezifischen Stärken, zum Beispiel analytisches Denken oder Detailorientierung, in den Arbeitskontext einzubringen (vgl. Paul et al. 2023).

Ein bedeutsames Ziel der medizinischen Rehabilitation ist die Unterstützung sozialer Partizipation sowie die Prävention sozialer Desintegration. Dies trifft insbesondere auf Menschen mit chronischen psychischen Störungen, wie sie bei Asperger-Autist*innen häufig vorkommen, zu. Ihre Schwierigkeiten in der sozialen Interaktion und sensorischen Verarbeitung begünstigen häufig soziale Isolation. Spezialisierte Rehabilitationsprogramme können dem entgegenwirken, indem sie gezielt soziale Kompetenzen stärken und gleichzeitig dazu beitragen, das Selbstbewusstsein der Betroffenen zu erhöhen (vgl. Voll 2009). Gruppentherapien bieten beispielsweise die Möglichkeit, soziale Interaktionen in einem geschützten Raum zu üben, während gleichzeitig soziale Netzwerke entstehen, die die berufliche Integration erleichtern (vgl. Voll 2009). Diese Maßnahmen tragen nicht nur zur Förderung individueller Teilhabe bei, sondern verhindern auch, dass Betroffene in einen Teufelskreis aus Arbeitslosigkeit und sozialer Ausgrenzung geraten, was für ihre psychische Gesundheit von entscheidender Bedeutung sein kann (vgl. Aman 2005).

Die Bedeutung frühzeitiger therapeutischer Interventionen, wie sie im Rahmen der medizinischen Rehabilitation Anwendung finden, ist wissenschaftlich belegt. Intensive Maßnahmen, wie die Applied Behavior Analysis (ABA)-Therapie oder die TEACCH-Methode, haben gezeigt, dass sie besonders bei Personen mit Autismus-Spektrum-Störungen wirksam sind. Sie fördern sowohl kognitive als auch soziale Fähigkeiten und lassen sich an individuelle Anforderungen anpassen, was bei der Zielgruppe der Asperger-Autist*innen besonders wichtig ist (vgl. Paul et al. 2023). Die Einbindung relevanter Akteur*innen wie Eltern, Arbeitgeber*innen oder Therapeut*innen hat sich als essenziell herausgestellt, um die Nachhaltigkeit der erzielten Fortschritte zu gewährleisten, da die Unterstützung durch das persönliche Umfeld die Effektivität solcher Interventionen signifikant steigern kann (vgl. Aman 2005). Zudem zeigt sich, dass der langfristige Erfolg rehabilitativer Maßnahmen stark von kontinuierlicher Betreuung und Nachsorgeprogrammen abhängt. Diese stellen sicher, dass die erlangten Fortschritte erhalten bleiben und Rückfälle, beispielsweise in psychosomatische Erkrankungen, vermieden werden können (vgl. Aman 2005).

Die Möglichkeit, individualisierte Behandlungspläne zu erstellen, ist ein weiterer zentraler Aspekt der medizinischen Rehabilitation. Diese Pläne können genau auf die spezifischen Anforderungen von Menschen mit Asperger-Syndrom zugeschnitten werden. Dazu zählt beispielsweise die Nutzung diagnostischer Werkzeuge wie dem Autism Diagnostic Observation Schedule (ADOS-2), die dabei helfen, Defizite in sozialen, sensorischen oder professionellen Bereichen zu identifizieren und gezielt anzugehen (vgl. Paul et al. 2023). Maßnahmen zur Anpassung der Arbeitsumgebung, wie leisere Büroräume oder optimierte Beleuchtung, ermöglichen es, sensorische Überempfindlichkeiten zu berücksichtigen und so die Arbeitsfähigkeit sowie das emotionale Wohlbefinden der Betroffenen zu verbessern (vgl. Paul et al. 2023). Darüber hinaus können Trainings zur Verbesserung der sozialen Kommunikation Bestandteil solcher Pläne sein, um die berufliche sowie soziale Integration zu fördern (vgl. Aman 2005).

Für erwerbstätige Menschen mit Asperger-Syndrom liegt der Sinn der medizinischen Rehabilitation nicht nur in der Wiederherstellung, sondern auch in der langfristigen Erhaltung ihrer Arbeitsfähigkeit. Diese Zielgruppe ist häufig psychosomatischen Erkrankungen ausgesetzt, die ihre berufliche Leistungsfähigkeit stark beeinträchtigen können. Der Druck, sowohl den sozialen Anforderungen des Arbeitsplatzes als auch den eigenen sensorischen und kommunikativen Bedürfnissen gerecht zu werden, kann erheblichen Stress auslösen, der durch rehabilitative Maßnahmen reduziert werden kann. Strategien wie die Anpassung der Arbeitsumgebung oder Stressbewältigungstechniken haben sich als effektiv erwiesen, um psychosomatischen Beschwerden vorzubeugen (vgl. Schmauch 2012). Nachhaltige Modelle, die über die Rückkehr an den Arbeitsplatz hinausgehen und langfristige Unterstützung, wie Mentorenprogramme oder regelmäßige Nachsorge, bieten, können dabei helfen, die berufliche Stabilität zu sichern (vgl. Schmauch 2012). Dies hat nicht nur positive Auswirkungen auf die individuelle Gesundheit der Betroffenen, sondern trägt auch gesellschaftlich zur wirtschaftlichen Stabilität und sozialen

Teilhabe dieser Gruppe bei (vgl. Schmauch 2012).

Abschließend lässt sich festhalten, dass die medizinische Rehabilitation für erwerbstätige Menschen, insbesondere für jene mit Asperger-Syndrom, eine unverzichtbare Rolle spielt, um ihre Arbeitsfähigkeit, soziale Teilhabe und Lebensqualität langfristig zu erhalten.

2.2 Gesetzliche Anspruchsvoraussetzungen für Leistungen zur medizinischen Rehabilitation für erwerbstätige Menschen

Die gesetzlichen Anspruchsvoraussetzungen für Leistungen zur medizinischen Rehabilitation in Deutschland zielen darauf ab, die Wiederherstellung und langfristige Sicherung der Arbeitsfähigkeit sowie die gesellschaftliche und berufliche Teilhabe zu gewährleisten. Diese Grundlage wird im SGB IX definiert, das wesentliche Regelungen zur medizinischen Rehabilitation enthält, wobei der Fokus auf der Reduzierung gesundheitlicher Beeinträchtigungen und der nachhaltigen beruflichen Integration liegt. Hierbei ist der Nachweis spezifischer Einschränkungen erforderlich, die sich auf die berufliche Leistungsfähigkeit auswirken, was in der Regel durch ärztliche Diagnosen und Stellungnahmen erfolgt (vgl. Mertens/Meyer 2007). Für neurodivergente Personen, wie Menschen mit Asperger-Syndrom, zeigt sich jedoch, dass standardisierte Anspruchskriterien oft nicht ausreichend sind, um deren spezifische medizinische und psychosoziale Bedürfnisse zu adressieren. Diese Lücke kann dazu führen, dass Betroffene durch die bestehenden Regularien nicht bedarfsgerecht unterstützt werden (vgl. Frese 2017). Die gesetzlich festgelegte Zielsetzung der Integration in den Arbeitsprozess berücksichtigt häufig nicht die individuellen Herausforderungen, denen Asperger-Autist*innen in Bezug auf sensorische oder kommunikative Einschränkungen gegenüberstehen (vgl. Bayerisches Staatsministerium für Familie, Arbeit und Soziales 2022).

Für eine adäquate Unterstützung erwerbstätiger Menschen mit Asperger-Syndrom ist eine präzise Bedarfsfeststellung essenziell, da sie den Zugang zu Leistungen der medizinischen Rehabilitation sicherstellt. Diese Feststellung sollte insbesondere darauf abzielen, soziale und kommunikative Fähigkeiten zu fördern, die für die berufliche und soziale Integration entscheidend sind (vgl. Mertens/Meyer 2007). Die sozialrechtliche Einordnung des Asperger-Syndroms gestaltet sich jedoch als besonders anspruchsvoll, da es oft zwischen den Kategorien Krankheit und Behinderung angesiedelt ist.

Für erwerbstätige Asperger-Autist*innen, die häufig von psychosomatischen Erkrankungen betroffen sind, ist im Regelfall die gesetzliche Rentenversicherung für die Erbringung medizinischer Reha-Leistungen zuständig.

Die dort standardisierten Rehabilitationsangebote selten die spezifischen Kombinationen aus sensorischen und psychosomatischen Belastungen, die bei dieser Zielgruppe typisch sind (vgl. Spillers et al. 2014). Ein weiteres Problem liegt in der Vielfalt der Erscheinungsbilder des Asperger-Syndroms, was dazu führt, dass die Bedarfsfeststellung individuell angepasst werden muss, um die tatsächlichen Bedürfnisse der Betroffenen zu erfassen (vgl. Frese 2017). Die gesetzliche Grundlage könnte durch die Berücksichtigung autismus-spezifischer Kriterien erweitert werden, um Menschen mit Asperger-Syndrom den Zugang zu Leistungen der medizinischen Rehabilitation zu erleichtern (vgl. Mertens/Meyer 2007).

Ziel der medizinischen Rehabilitation ist es, die Erwerbsfähigkeit von Asperger-Autist*innen langfristig zu sichern. Allerdings zeigt sich, dass die Bedarfsfeststellung oft nicht ausreichend an die spezifischen Bedürfnisse dieser Zielgruppe angepasst ist, insbesondere in Bezug auf soziale Interaktionen oder sensorische Überempfindlichkeiten (vgl. Bayerisches Staatsministerium für Familie, Arbeit und Soziales 2022). Dies führt dazu, dass Betroffene teilweise keine adäquaten Leistungen erhalten, obwohl ihre Arbeitsfähigkeit dadurch erheblich beeinträchtigt ist (vgl. Frese 2017). Der Fokus der Rehabilitationsmaßnahmen liegt häufig auf der kurzfristigen Wiederherstellung der Arbeitsfähigkeit, während die langfristige Stabilisierung, die für Menschen mit Asperger-Syndrom entscheidend ist, nur begrenzt berücksichtigt wird (vgl. Frese 2017). Die Einbindung autismus-spezifischer Aspekte in den Rehabilitationsprozess könnte dazu beitragen, die Effektivität solcher Maßnahmen zu erhöhen, indem zum Beispiel sensorische Anforderungen des Arbeitsumfeldes sowie individuelle soziale Barrieren einbezogen werden (vgl. Ghaziuddin 2002).

Die speziellen Anforderungen einer multimodalen und multiprofessionellen Rehabilitation, wie sie im

SGB IX vorgesehen ist, sind für erwerbstätige Asperger-Autist*innen von besonderem Vorteil, da sie die Integration verschiedener therapeutischer Ansätze ermöglicht. Multimodale Konzepte kombinieren medizinische, psychologische und soziale Interventionen, um den komplexen Bedürfnissen dieser Zielgruppe gerecht zu werden (vgl. Frese 2017). Die praktische Umsetzung solcher Programme stellt jedoch eine Herausforderung dar, insbesondere in Bezug auf die Finanzierung innovativer Ansätze wie der TEACCH-Methode, die häufig als Zusatzleistung betrachtet werden (vgl. Spillers et al. 2014). Eine stärkere gesetzliche Verpflichtung zur Finanzierung spezialisierter Rehabilitationsmaßnahmen könnte sicherstellen, dass erwerbstätige Menschen mit Asperger-Syndrom Zugang zu individuell zugeschnittenen Angeboten erhalten (vgl. Bayerisches Staatsministerium für Familie, Arbeit und Soziales 2022). Gleichzeitig könnten Fortbildungsmaßnahmen für multiprofessionelle Teams die Qualität und Wirksamkeit solcher Programme stärken, indem das Fachpersonal besser auf die spezifischen Anforderungen dieser Zielgruppe vorbereitet wird (vgl. Frese 2017).

Ein zentraler Kritikpunkt in der Versorgung erwerbstätiger Asperger-Autist*innen ist die oft unzureichende Früherkennung und Diagnostik, die den Zugang zu Rehabilitationsmaßnahmen erheblich verzögert. Dies betrifft insbesondere hochfunktionale Autist*innen, deren Symptome häufig subtil und unspezifisch erscheinen (vgl. Bayerisches Staatsministerium für Familie, Arbeit und Soziales 2022). Die Entwicklung spezifischer Diagnoseinstrumente, die die subtileren Merkmale des Asperger-Syndroms besser erfassen können, ist daher dringend erforderlich (vgl. Spillers et al. 2014). Darüber hinaus könnte die Früherkennung durch die Schaffung eines Netzwerks spezialisierter Diagnostikzentren sowie durch interdisziplinäre Schulungen für medizinisches Fachpersonal verbessert werden (vgl. Frese 2017). Die mangelhafte Früherkennung führt nicht nur zu einer Verzögerung der notwendigen Rehabilitationsmaßnahmen, sondern auch zu einer Verschlechterung psychosomatischer Erkrankungen, wodurch der spätere Rehabilitationsbedarf steigt (vgl. Ghaziuddin 2002). Die Autismusstrategie Bayern bietet erste Ansätze zur Verbesserung der Früherkennung, jedoch fehlt es bislang an einer flächendeckenden Umsetzung (vgl. Bayerisches Staatsministerium für Familie, Arbeit und Soziales 2022).

Zusammenfassend lässt sich feststellen, dass die gesetzlichen Anspruchsvoraussetzungen für Leistungen zur medizinischen Rehabilitation in Deutschland zwar wichtige Grundlagen für die Unterstützung erwerbstätiger Asperger-Autist*innen bieten, jedoch in ihrer praktischen Umsetzung erheblichen Verbesserungsbedarf aufweisen, insbesondere in Bezug auf die Bedarfsfeststellung, die Berücksichtigung autismus-spezifischer Aspekte und die Früherkennung.

3. Besondere Bedürfnisse erwerbstätiger Asperger-Autisten mit psychosomatischen Erkrankungen im Arbeitsleben

In diesem Kapitel wird die zentrale Rolle der besonderen Bedürfnisse erwerbstätiger Asperger-Autist*innen mit psychosomatischen Erkrankungen im Arbeitsleben beleuchtet. Die folgenden Abschnitte konzentrieren sich auf die spezifischen Herausforderungen in der Kommunikation, sozialen Interaktion und Integration sowie den Umgang mit sensorischen Überempfindlichkeiten. Zudem werden die Auswirkungen psychosomatischer Erkrankungen auf die Arbeitsfähigkeit thematisiert, um ein umfassendes Verständnis der komplexen Bedürfnisse dieser Zielgruppe zu vermitteln. Dieses Kapitel verknüpft sich eng mit den vorhergehenden Ausführungen zur medizinischen Rehabilitation und den gesetzlichen Rahmenbedingungen, um eine fundierte

Grundlage für die Analyse bestehender Unterstützungsangebote zu schaffen.

3.1 Allgemeine Merkmale von Asperger-Autismus

Asperger-Autismus ist eine Form der Autismus-Spektrum-Störung (ASS), die sich durch spezifische Merkmale wie Defizite in sozialer Interaktion, Kommunikation sowie durch eingeschränkte und wiederholende Verhaltensweisen auszeichnet. Anders als klassischer Autismus ist diese Form oft mit normaler bis überdurchschnittlicher Intelligenz und einem Fehlen von Sprachverzögerungen verbunden. Diese Charakteristika bedingen eine späte Wahrnehmung der diagnostischen Kriterien, da die sozialen Schwierigkeiten häufig erst im späteren Lebensverlauf offenbar werden, insbesondere in anspruchsvollen sozialen und beruflichen Kontexten (vgl. Paul et al. 2023; Ghaziuddin 2002). Der Begriff

„Spektrum" unterstreicht dabei die Vielfalt der Ausprägungen, was die Notwendigkeit individueller Unterstützung in allen Lebensbereichen verdeutlicht (vgl. Paul et al. 2023).

Eine zentrale Eigenschaft bei Menschen mit Asperger-Autismus ist das Vorhandensein spezifischer und häufig intensiv ausgeprägter Interessen. Diese Interessen gehen oft über ein normales Maß hinaus und werden mit großer Hingabe verfolgt. Insbesondere in beruflichen Kontexten kann dies zu hoher Produktivität in spezialisierten Tätigkeitsfeldern führen, jedoch auch die Fähigkeit zur Teamarbeit beeinträchtigen. Ebenso sind Asperger-Autist*innen für ihre idiosynkratische Kommunikation bekannt, die sich durch eine monotone Intonation und eine faktenorientierte Ausdrucksweise auszeichnet. Diese pedantische Sprechweise kann in sozialen und beruflichen Interaktionen als „andersartig" wahrgenommen werden und Missverständnisse hervorrufen. Die Unfähigkeit, Sprache situativ anzupassen, verstärkt diese Problematik und führt häufig zu sozialen Konflikten, die sich negativ auf die berufliche Integration auswirken können (vgl. Ghaziuddin 2002; Autismus Mosel-Eifel-Hunsrück e.V. 2014). Obwohl diese Kommunikationsform in spezialisierten Arbeitsfeldern wie der IT-Branche geschätzt werden kann, bleibt dies abhängig von den spezifischen Anforderungen der jeweiligen Tätigkeiten (vgl. Knorr 2012).

Sensorische Überempfindlichkeiten sind ein weiteres zentrales Merkmal des Asperger-Syndroms. Diese äußern sich unter anderem durch besondere Empfindlichkeit gegenüber Geräuschen, Licht oder taktilen Reizen, die den Alltag der Betroffenen erheblich beeinträchtigen können. In beruflichen Kontexten können offene Büroumgebungen, laute Geräusche oder grelles Licht als überfordernd empfunden werden, was sich negativ auf die Arbeitsleistung und das Wohlbefinden auswirkt (vgl. Paul et al. 2023). Anpassungen, wie leisere Arbeitsumgebungen oder individuell angepasste Beleuchtung, könnten hier Abhilfe schaffen. Ebenso stellen taktile

Reize wie bestimmte Kleidungsstoffe eine Herausforderung dar. Die Nichtberücksichtigung dieser sensorischen Bedürfnisse kann psychosomatische Erkrankungen wie Stress oder Schlafstörungen begünstigen, was die Bedeutung einer angepassten Arbeitsgestaltung unterstreicht (vgl. Autismus Mosel-Eifel-Hunsrück e.V. 2014).

Die psychischen und psychosomatischen Begleiterkrankungen, die häufig mit dem Asperger-Syndrom einhergehen, stellen ein ernstzunehmendes Problem dar. Menschen mit Asperger-Autismus leiden häufig unter Depressionen, Angststörungen und Stressbewältigungsproblemen, die durch die hohen Anforderungen des Arbeitslebens verstärkt werden können. Die ständige Notwendigkeit, sozialen Normen zu entsprechen, führt oftmals zu massiver Erschöpfung und trägt zur Entwicklung von Depressionen bei. Angststörungen wiederum resultieren häufig aus Unsicherheiten im Umgang mit sozialen Codes, was die berufliche Leistungsfähigkeit zusätzlich beeinträchtigen kann. Stressbewältigungsprobleme sind bei dieser Zielgruppe ebenfalls verbreitet, da Asperger-Autist*innen oft weniger flexible Bewältigungsstrategien besitzen, um mit konfliktreichen oder unvorhersehbaren Situationen umzugehen (vgl. Ghaziuddin 2002; Paul et al. 2023). Diese Wechselwirkungen zwischen psychischen Belastungen und psychosomatischen Reaktionen verdeutlichen die Dringlichkeit, Stressreduktionsmaßnahmen und spezifische psychologische Unterstützung fest in rehabilitative Angebote zu integrieren (vgl. Knorr 2012).

Die Stärken von Asperger-Autist*innen, wie analytisches Denken, Detailorientierung und eine hohe Loyalität, stehen in einem bemerkenswerten Kontrast zu den genannten Schwierigkeiten in sozialen Interaktionen und Anpassungsprozessen. Diese Diskrepanz zeigt, dass mit gezielter Unterstützung die positiven Eigenschaften gezielt in beruflichen Kontexten genutzt werden könnten. Hochspezialisierte Berufe, die hohe Präzision und Genauigkeit erfordern, profitieren von den analytischen Fähigkeiten und der Detailgenauigkeit, die viele Asperger-Autist*innen mitbringen (vgl. Knorr 2012). Gleichzeitig zeigt sich ihre Loyalität häufig in langfristigen Bindungen an einen Arbeitsplatz, wobei soziale Barrieren diese Potenziale oft überdecken. Unterstützungsmaßnahmen wie Job-Coaching oder Kommunikationstrainings könnten dabei helfen, diese Stärken optimal einzusetzen und die Herausforderungen auszugleichen (vgl. Autismus Mosel-Eifel-Hunsrück e.V. 2014). Durch spezifische Anpassungen der Arbeitsumgebung könnten Unternehmen nicht nur von den Fähigkeiten der Asperger-Autist*innen profitieren, sondern ihnen auch eine nachhaltige Arbeitsintegration ermöglichen (vgl. Paul et al. 2023).

Die Prävalenzrate von 6-7 von 1000 Personen, die von einer Autismus-Spektrum-Störung betroffen sind, verdeutlicht die Relevanz eines zugänglichen Unterstützungssystems. Diese hohe Zahl unterstreicht die Notwendigkeit, bedarfsgerechte Unterstützung insbesondere im Berufsleben zu bieten, wo derzeit noch deutliche Versorgungslücken bestehen. Die geschlechtsspezifische Diskrepanz, wonach Jungen öfter diagnostiziert werden als Mädchen, verweist auf potenziell stark unterrepräsentierte Zielgruppen. Eine stärkere Berücksichtigung von Mädchen und Frauen mit Asperger-Syndrom in Diagnostik und Rehabilitation ist dringend erforderlich, um die Gleichstellung der Versorgung sicherzustellen (vgl. Autismus Mosel-Eifel-Hunsrück e.V. 2014; Ghaziuddin 2002). Die steigende Prävalenz autismusbezogener Diagnosen betont zudem den Bedarf an spezialisierten Rehabilitationsansätzen, die gezielt auf die Herausforderungen und Stärken dieser signifikanten Zielgruppe eingehen (vgl. Autismus Mosel-Eifel-Hunsrück e.V. 2014).

Abschließend lässt sich festhalten, dass Asperger-Autismus durch ein komplexes Zusammenspiel aus Stärken und Herausforderungen geprägt ist. Dies erfordert eine individuelle Betrachtung und gezielte Unterstützungsangebote, um berufliche und soziale

Integration bestmöglich zu fördern.

3.2 Besondere Bedürfnisse erwerbstätiger Asperger-Autisten

In diesem Kapitel werden die besonderen Bedürfnisse von erwerbstätigen Asperger-Autist*innen im Kontext ihres Arbeitslebens untersucht. Die folgenden Abschnitte beleuchten die spezifischen Herausforderungen in der Kommunikation, sozialen Interaktion und Integration sowie den Umgang mit sensorischen Überempfindlichkeiten. Zudem wird der Einfluss psychosomatischer Erkrankungen auf die Arbeitsfähigkeit thematisiert, um ein umfassendes Verständnis für die komplexen Anforderungen dieser Zielgruppe zu vermitteln. Dieses Thema ist eng verknüpft mit den vorhergehenden Ausführungen zur medizinischen Rehabilitation und den gesetzlichen Rahmenbedingungen, die den Kontext für die

Analyse bestehender Unterstützungsangebote bilden.

3.2.1 Kommunikationsschwierigkeiten am Arbeitsplatz

Kommunikationsschwierigkeiten von erwerbstätigen Asperger-Autist*innen stellen eine erhebliche Hürde in ihrem Arbeitsalltag dar. Diese ergeben sich häufig aus ihrer direkten und sachbezogenen Ausdrucksweise, die von nicht-autistischen Kolleg*innen und Vorgesetzten oft als unhöflich oder distanziert wahrgenommen wird (vgl. Bader et al. 2018). Die Präferenz, Informationen klar und sachlich zu formulieren, führt nicht selten zu Missverständnissen. Solche Kommunikationsunterschiede können Spannungen innerhalb von Teams erzeugen und die berufliche Integration erschweren (vgl. Zbinden-Salzmann 2023). Gleichzeitig fällt es Asperger-Autist*innen schwer, implizite Botschaften oder Ironie zu erkennen, was dazu führt, dass sie Anforderungen oder Erwartungen, die nicht explizit geäußert werden, übersehen. Dies erschwert die Anpassung an dynamische Arbeitsumgebungen erheblich (vgl. Bader et al. 2018). Studien belegen, dass Schulungen und strukturierte Arbeitsplatzinterventionen, wie die Einführung klarer Kommunikationsrichtlinien oder schriftlicher Anweisungen, Missverständnisse reduzieren und die Zusammenarbeit erleichtern können (vgl. Brooke et al. 2018). Dennoch bleibt die Herausforderung bestehen, eine Balance zwischen individuellen Anpassungen und teamübergreifender Effizienz zu finden.

Ein zentraler Aspekt der Kommunikationsschwierigkeiten ist die fehlende intuitive Interpretation nonverbaler Signale wie Mimik oder Gestik. Asperger-Autist*innen fällt es oft schwer, diese Signale zu erkennen oder korrekt zu interpretieren, was für den Dialog mit Kolleg*innen oder Vorgesetzten problematisch sein kann (vgl. Zbinden-Salzmann 2023). Diese Schwäche führt zu Missverständnissen, da wichtige soziale Hinweise übersehen oder falsch interpretiert werden. Kolleg*innen nehmen dies häufig als Gleichgültigkeit oder mangelndes Engagement wahr (vgl. Bader et al. 2018). Besonders in Meetings oder Gruppensituationen, in denen nonverbale Kommunikation eine entscheidende Rolle spielt, kann dies zu Verzögerungen oder Missverständnissen bei der Aufgabenerfüllung führen (vgl. Zbinden-Salzmann 2023). Praktische Ansätze wie die Einführung visueller Hilfsmittel, z. B. Diagramme oder schriftliche Prozessanweisungen, können dazu beitragen, diese Herausforderungen zu mildern. Ebenso könnten gezielte Schulungen in nonverbalen Kommunikationsfähigkeiten, etwa durch Rollenspiele oder strukturierte Workshops, Asperger-Autist*innen helfen, die Fähigkeit zur Interpretation sozialer Hinweise zu verbessern (vgl. Brooke et al. 2018).

Die formale und präzise Kommunikation von Asperger-Autist*innen, die sich durch eine faktenorientierte Ausdrucksweise auszeichnet, steht häufig im

Kontrast zu den dynamischen und flexiblen Kommunikationsanforderungen am Arbeitsplatz. Diese Diskrepanz wird besonders in stressreichen Arbeitsumgebungen deutlich, in denen schnelle Anpassungsfähigkeit gefragt ist (vgl. Zbinden-Salzmann 2023). Die strukturierte und sachliche Natur ihrer Kommunikation wird von nicht-autistischen Kolleg*innen oft als starr empfunden, was Missverständnisse und Konflikte fördert. Die Vorliebe von Asperger-Autist*innen, auf Smalltalk und emotionale Ausdrucksweisen zu verzichten, wird ebenfalls häufig als mangelndes Interesse an Kolleg*innen wahrgenommen (vgl. Brooke et al. 2018). Empirische Untersuchungen legen nahe, dass Trainings zur Vermittlung von Kommunikationsstrategien, wie die Verwendung klarer Begriffe oder schriftlicher Instruktionen, hilfreich sein können, um die Zusammenarbeit zu erleichtern (vgl. Brooke et al. 2018). Die Implementierung eines Kommunikationscoaches, der sowohl die Anpassung der Ausdrucksweise der Betroffenen als auch die Sensibilisierung der Kolleg*innen fördert, hat sich als effektive Lösung erwiesen (vgl. Bader et al. 2018).

Herausforderungen in der Kommunikation wirken sich auch auf die Teamarbeit aus, insbesondere wenn Asperger-Autist*innen Schwierigkeiten haben, mehrdeutige Arbeitsanweisungen umzusetzen oder unausgesprochene Arbeitsnormen zu verstehen (vgl. Wehman et al. 2016). Während klare und strukturierte Aufgabenbeschreibungen für diese Zielgruppe unerlässlich sind, führen informelle Erwartungen oder unausgesprochene soziale Normen häufig zu Verwirrung und Missverständnissen innerhalb von Teams (vgl. Brooke et al. 2018). In der Folge wird das Verhalten von Asperger-Autist*innen oft fälschlicherweise als mangelnde Teamfähigkeit wahrgenommen. Arbeitsplatzinterventionen wie die Einführung schriftlicher Arbeitsprozesse und klarer Aufgabenverteilungen haben sich als wirksam erwiesen, um diese Herausforderungen zu überwinden (vgl. Hawkins 2017). Darüber hinaus können Rollenspiele und Simulationen dazu beitragen, dass sich Asperger-Autist*innen besser in Gruppendynamiken einfügen und die unausgesprochenen Regeln besser verstehen (vgl. Aman 2005). Die Einbindung eines Job-Coaches, der als Vermittler innerhalb des Teams fungiert und Kommunikationshindernisse abbaut, hat in der Praxis positive Ergebnisse gezeigt (vgl. Zbinden-Salzmann 2023).

Die Notwendigkeit eines Job-Coaches, um Kommunikationsbarrieren zu überbrücken, unterstreicht die Bedeutung externer Unterstützung für Asperger-Autist*innen in typischen Arbeitsumfeldern. Job-Coaches fungieren als Vermittler zwischen den Betroffenen und ihrem Arbeitsumfeld, indem sie praktische Lösungen für Kommunikationsprobleme anbieten und typische Konflikte vermeiden helfen (vgl. Brooke et al. 2018). Studien zeigen, dass die langfristige Inanspruchnahme eines Job-Coaches nicht nur die Arbeitsplatzbindung von Asperger-Autist*innen fördert, sondern auch die Zufriedenheit der Arbeitgeber*innen erhöht (vgl. Wehman et al. 2016).

Neben der Unterstützung der Betroffenen übernehmen Job-Coaches auch die Sensibilisierung des Arbeitsumfelds, indem sie Schulungen und Workshops für nicht-autistische Kolleg*innen durchführen. Dies trägt dazu bei, Vorurteile abzubauen und ein inklusiveres Arbeitsklima zu schaffen (vgl. Zbinden-Salzmann 2023). In großen Betrieben mit komplexen Arbeitsprozessen hat sich die Einführung eines Job-Coaches als besonders effektiv erwiesen, um die soziale Integration und berufliche Leistungsfähigkeit von Asperger-Autist*innen zu fördern (vgl. Zbinden-Salzmann 2023).

Studien verdeutlichen, dass menschenorientierte Interventionen, wie das spezifische Training sozialer und kommunikativer Fähigkeiten, in Kombination mit der Anpassung von Arbeitsstrukturen, einen entscheidenden Beitrag zur Verbesserung der Kommunikation und Integration leisten können (vgl. Brooke et al. 2018). Trainingsmethoden wie Rollenspiele, Simulationen und strukturierte Lernprogramme bieten Asperger-Autist*innen die Möglichkeit, gezielt an ihren Defiziten zu arbeiten (vgl. Brooke et al. 2018). Gleichzeitig können strukturierte Arbeitsplatzanpassungen, wie die Einführung klarer Anweisungen und visueller Hilfsmittel, zu einer höheren Arbeitszufriedenheit und Produktivität führen (vgl. Aman 2005). Empirische Daten zeigen, dass die Kombination solcher Maßnahmen nicht nur die Kommunikationsfähigkeit verbessert, sondern auch die langfristige Arbeitsplatzbindung und Integration der Betroffenen fördert (vgl. Wehman et al. 2016). Unternehmen, die solche Interventionen erfolgreich implementieren, profitieren zudem von einer gesteigerten Effizienz und einer stärkeren Bindung der Mitarbeitenden (vgl. Brooke et al. 2018).

Abschließend zeigt sich, dass die Kommunikationsschwierigkeiten von erwerbstätigen Asperger-Autist*innen zahlreiche Herausforderungen im Arbeitsleben mit sich bringen, jedoch durch gezielte Maßnahmen und Interventionen bewältigt werden können. Ein inklusives Arbeitsumfeld, das sowohl die

Bedürfnisse der Betroffenen berücksichtigt als auch ihre spezifischen Stärken einbindet, trägt entscheidend zu einer erfolgreichen beruflichen Integration bei.

3.2.2 Soziale Interaktion und Integration

Die soziale Integration erwerbstätiger Asperger-Autist*innen stellt eine besondere Herausforderung dar, da ihre eingeschränkte Fähigkeit zur intuitiven sozialen Interaktion oft zu Missverständnissen und Isolation im Arbeitsumfeld führt. Es ist essenziell, dass spezifische Interventionen entwickelt werden, um diese Barrieren zu überwinden und eine umfassendere soziale Partizipation zu ermöglichen. Eine wirksame Maßnahme ist das Konzept der Unterstützungskreise, wie es von Kirschnick beschrieben wird. Diese Netzwerke, auch bekannt als „Circles of Support", fördern den Aufbau stabiler sozialer Netzwerke und schaffen Orientierung sowie ein erhöhtes

Gefühl der Zugehörigkeit für die Betroffenen. Insbesondere in Arbeitsumgebungen, die auf Teamarbeit basieren, zeigt sich, dass diese Unterstützungskreise nicht nur die psychische Gesundheit stabilisieren, sondern auch die soziale Partizipation signifikant erhöhen können (vgl. Kirschnick o.J.). Durch ihre flexible Implementierung stellen sie außerdem eine kosteneffiziente Ergänzung zu bestehenden Rehabilitationsmaßnahmen dar, da sie ohne größere strukturelle Veränderungen auch in Betrieben mit begrenzten Ressourcen umsetzbar sind.

Die Schwierigkeiten, soziale Normen und unausgesprochene Regeln zu interpretieren, sind ein weiteres zentrales Hindernis für die soziale Integration erwerbstätiger Asperger-Autist*innen. Maßnahmen wie Trainings sozialer und kommunikativer Fähigkeiten, einschließlich praxisnaher Rollenspiele und simulationsbasierter Übungen, haben nachweislich positive Effekte. Diese methodischen Ansätze ermöglichen es, spezifische Situationen wie Teammeetings oder Feedbackgespräche gezielt zu üben, wodurch den Betroffenen typische Interaktionen am Arbeitsplatz nähergebracht werden. Ergänzend erweisen sich klare Kommunikationsstrategien als wirkungsvoll, um Missverständnisse zu vermeiden. Diese Strategien beinhalten die Entwicklung präziser und strukturierter Anweisungen, die durch gezielte Schulungen sowohl für die Betroffenen als auch für die Kolleg*innen vermittelt werden können (vgl. Hawkins 2017). Die Integration solcher Maßnahmen in bestehende Rehabilitationsprogramme wirkt sich nicht nur positiv auf die Arbeitsleistung und die zwischenmenschlichen Beziehungen aus, sondern beugt auch psychosomatischen Belastungen vor, die durch soziale Konflikte entstehen können.

Ein unterstützendes Arbeitsumfeld, das durch klare Tagesstrukturen und Sensibilisierungsmaßnahmen für Kolleg*innen und Vorgesetzte geprägt ist, ist entscheidend für die soziale Integration von Asperger-Autist*innen. Die geregelten Tagesstrukturen verringern Unsicherheiten und Stress und schaffen eine Basis, auf der produktive Arbeit und soziale Eingliederung möglich sind. Sensibilisierungsmaßnahmen, die darauf abzielen, Vorurteile und Missverständnisse zu reduzieren, fördern zudem ein inklusiveres Arbeitsklima. Besonders wirksam sind Mentorensysteme oder der Einsatz von Job-Coaches, die als Vermittler zwischen den spezifischen Bedürfnissen der Betroffenen und den Anforderungen des Arbeitsumfelds fungieren. Laut Hawkins bietet ein solches unterstützendes Umfeld nicht nur eine Erleichterung hinsichtlich der Teamarbeit, sondern steigert auf lange Sicht die Beschäftigungsfähigkeit und Arbeitszufriedenheit von Menschen im Autismus-Spektrum erheblich (vgl. Hawkins 2017).

Um eine nachhaltige soziale Integration zu gewährleisten, ist es unerlässlich, spezifische Fördermaßnahmen zu etablieren, die auf die Anforderungen von Menschen mit Autismus-Spektrum-Störungen zugeschnitten sind. Knorr hebt hervor, dass solche Maßnahmen notwendig sind, um die Autonomie und soziale Kompetenz der Betroffenen zu stärken.

Workshops zu Themen wie Konfliktbewältigung, Selbstpräsentation und dem Umgang mit sozialen Herausforderungen im Berufsalltag sind hierbei besonders relevant. Gleichzeitig besteht ein hoher Bedarf an Präventionsprogrammen gegen Mobbing, da Asperger-Autist*innen ein erhöhtes Risiko für Mobbingerfahrungen haben. Hier bieten Anti-Mobbing-Richtlinien und darauf abgestimmte Workshops wirksame Lösungsansätze (vgl. Knorr 2012). Die Schaffung von Schutzräumen in Unternehmen, in denen sich Betroffene bei Bedarf zurückziehen können, hat sich ebenfalls als effektive Maßnahme erwiesen, um psychosoziale Belastungen zu reduzieren und eine Atmosphäre zu schaffen, die soziale Integration und Leistungsfähigkeit fördert.

Die Bedeutung sozialer Partizipation als Grundlage für psychische und physische Stabilität wird auch von Voll betont. Sie argumentiert, dass eine frühzeitige systematische Förderung der sozialen Integration im Rahmen von Rehabilitationsmaßnahmen unerlässlich ist, um der Gefahr einer sozialen Desintegration entgegenzuwirken. Eine zielgerichtete Anwendung von Instrumenten wie der ICF-Checkliste CASP kann dabei helfen, individuelle Defizite in der sozialen Teilhabe gezielt zu erfassen und entsprechende Maßnahmen einzuleiten. Gruppentherapien und gemeinschaftliche Aktivitäten, die ebenfalls von Voll empfohlen werden, stärken nicht nur die sozialen Fähigkeiten der Betroffenen, sondern reduzieren auch psychosomatische Beschwerden. Solche systematischen Maßnahmen tragen dazu bei, die langfristige Gesundheit und Arbeitsfähigkeit zu sichern und die Belastung sozialer und gesundheitlicher Systeme zu senken (vgl. Voll 2009).

Zusammenfassend zeigt sich, dass die sozialen Integrationshindernisse erwerbstätiger Asperger-Autist*innen vielfältig und komplex sind, jedoch durch gezielte Interventionen und ein inklusives Arbeitsumfeld überwunden werden können.

3.2.3 Umgang mit sensorischen Überempfindlichkeiten

Sensorische Überempfindlichkeiten stellen für erwerbstätige Asperger-Autist*innen eine wesentliche Herausforderung dar, insbesondere in der Arbeitswelt. Menschen mit Asperger-Syndrom nehmen Umweltreize wie Geräusche, Licht oder taktile Stimuli oft verstärkt wahr, was die Konzentrationsfähigkeit und Arbeitsleistung erheblich beeinträchtigen kann. Studien zeigen, dass diese Überempfindlichkeiten häufig zu einer Reizüberflutung führen, die nicht nur die Produktivität senkt, sondern auch den Stresspegel erhöht (vgl. Paul et al. 2023). Ein unzureichend angepasstes Arbeitsumfeld mit fehlenden schalldämmenden Maßnahmen, grellem Licht oder offenen Bürostrukturen verstärkt diese Problematik. In der Folge kann eine solche sensorische Belastung psychosomatische Symptome wie chronischen Stress, Kopfschmerzen oder Schlafstörungen begünstigen, was die allgemeine Arbeitsfähigkeit der Betroffenen zusätzlich einschränkt (vgl. Zbinden-Salzmann 2023). Arbeitgeber*innen sind in vielen Fällen jedoch nicht ausreichend für diese speziellen sensorischen Bedürfnisse sensibilisiert, wodurch notwendige Anpassungen häufig nicht umgesetzt werden. Hier besteht deutlicher Handlungsbedarf, um eine barrierefreie und reizangepasste Arbeitsumgebung zu schaffen (vgl. Hawkins 2017).

Eine wichtige Strategie zur Bewältigung von sensorischen Reizüberflutungen besteht in der Anpassung des Arbeitsumfelds. Die Bereitstellung eines ruhigen und reizarmen Arbeitsplatzes trägt signifikant dazu bei, die Belastung durch sensorische Überempfindlichkeiten zu reduzieren, und verbessert gleichzeitig das allgemeine Wohlbefinden und die Arbeitsfähigkeit von Asperger-Autist*innen (vgl. Zbinden-Salzmann 2023). Schalldämmende Materialien wie Teppiche oder schalldichte Wände können helfen, den Geräuschpegel zu minimieren, während individuell anpassbare Arbeitsplatzbeleuchtungen, wie dimmbares Licht oder Tageslichtlampen, eine optimale visuelle Umgebung schaffen.

Auch flexible Arbeitszeiten oder die Möglichkeit, in separaten Räumen oder im Homeoffice zu arbeiten, haben sich in der Praxis als wirksame Maßnahmen erwiesen, um sensorische Belastungen zu verhindern (vgl. Paul et al. 2023). Arbeitgeber*innen berichten häufig von einer gesteigerten Arbeitszufriedenheit sowie einer Erhöhung der Produktivität, wenn solche Anpassungen umgesetzt wurden, da Mitarbeitende mit Asperger-Syndrom in einer angepassten Umgebung ihr volles Potenzial entfalten können (vgl. Zbinden-Salzmann 2023). Eine enge Zusammenarbeit zwischen betroffenen Mitarbeitenden und spezialisierten Beratungsstellen ist dabei notwendig, um individuelle Bedürfnisse effektiv zu identifizieren und entsprechende Maßnahmen präzise umzusetzen (vgl. Paul et al. 2023).

Neben der Anpassung des Arbeitsumfelds können sensorische Pausenräume eine zentrale Rolle zur Stressreduktion spielen. Solche Räume ermöglichen es Asperger-Autist*innen, den durch sensorische Überlastung ausgelösten Stress durch gezielte Entspannungsmaßnahmen oder die Nutzung von Hilfsmitteln wie geräuschdämpfende Kopfhörer abzubauen (vgl. Hawkins 2017). Diese Rückzugsorte sollten individuell anpassbar sein, beispielsweise durch dimmbares Licht oder regulierbare Raumtemperaturen, um spezifische Bedürfnisse optimal zu berücksichtigen (vgl. Zbinden-Salzmann 2023). Unternehmen, die solche Räume eingeführt haben, berichten von positiven Rückmeldungen seitens der Mitarbeitenden, insbesondere durch eine gesteigerte Arbeitszufriedenheit und eine Reduktion stressbedingter Fehlzeiten (vgl. Paul et al. 2023). Um die flächendeckende Einrichtung solcher Pausenräume zu fördern, bedarf es jedoch einer stärkeren Sensibilisierung der Unternehmen für die besonderen Anforderungen von Asperger-Autist*innen sowie klarer gesetzlicher Vorgaben (vgl. Zbinden-Salzmann 2023). Diese könnten durch Informationskampagnen und Schulungen unterstützt werden, um ein breites Bewusstsein für die Vorteile solcher Maßnahmen zu schaffen (vgl. Hawkins 2017).

Die Nutzung individueller Hilfsmittel stellt eine weiterer wesentlicher Lösungsansatz dar, um sensorische Belastungen zu minimieren. Geräuschunterdrückende Kopfhörer haben sich als besonders effektiv erwiesen, da sie Umgebungsgeräusche filtern und dadurch die Konzentration erhöhen (vgl. Zbinden-Salzmann 2023). Anpassungen der Arbeitsplatzbeleuchtung, wie der Einsatz von Sonnenschutzvorrichtungen oder speziell dimmbaren Lampen, helfen, visuelle Reizüberflutungen zu reduzieren und tragen maßgeblich zu einer angenehmeren Arbeitsumgebung bei (vgl. Hawkins 2017). Allerdings sollte die Bereitstellung solcher Hilfsmittel nicht allein auf die Initiative der Betroffenen zurückgeführt werden, sondern standardisiert von Arbeitgeber*innen angeboten werden, um eine barrierefreie Gestaltung des Arbeitsplatzes zu gewährleisten (vgl. Zbinden-Salzmann 2023). Ergänzend können Schulungen für Vorgesetzte und Kolleg*innen dazu beitragen, die Effektivität dieser Maßnahmen zu erhöhen, indem sie Akzeptanz schaffen und die reibungslose Integration in den Arbeitsalltag fördern (vgl. Hawkins 2017).

Die Vernachlässigung sensorischer Bedürfnisse führt nicht nur zu einer Verminderung der Arbeitsfähigkeit, sondern hat langfristige negative Auswirkungen auf die Gesundheit. Chronischer Stress, der durch sensorische Überempfindlichkeiten ausgelöst wird, kann schwerwiegende psychosomatische Folgen wie Schlafstörungen, Verdauungsprobleme oder erhöhte Cortisolwerte nach sich ziehen (vgl. Ruiz-Robledillo/Moya-Albiol 2013). Solche Beschwerden erhöhen das Risiko für psychische Erkrankungen wie Depressionen oder Angststörungen, die bei Asperger-Autist*innen ohnehin häufiger auftreten (vgl. Paul et al. 2023). Maßnahmen wie regelmäßige sensorische Pausen oder die Einrichtung von Rückzugsräumen können helfen, diese langzeitlichen Gesundheitsrisiken zu minimieren. Ruhige und reizarme Räume mit beruhigenden Farben sowie akustischen und visuellen Dämpfungsmöglichkeiten tragen nachweislich zur Senkung des

Stresses bei (vgl. Zbinden-Salzmann 2023). In Kombination mit psychologischen Interventionen, wie gezieltem Stressmanagement oder kognitiver Verhaltenstherapie, lassen sich die Symptome chronischen Stresses noch effektiver mindern (vgl. Ruiz-Robledillo/Moya-Albiol 2013).

Sensibilisierungskampagnen für Führungskräfte und Kolleg*innen spielen ebenfalls eine entscheidende Rolle, um die Akzeptanz der sensorischen Bedürfnisse von Asperger-Autist*innen zu erhöhen. Zielgerichtete Schulungen können dazu beitragen, Vorurteile abzubauen und ein inklusives Arbeitsumfeld zu schaffen, das den spezifischen Anforderungen gerecht wird (vgl. Zbinden-Salzmann 2023). Besonders wirksam sind Programme, die anhand von Fallbeispielen und Simulationen ein besseres Verständnis der Herausforderungen im Umgang mit sensorischen Überempfindlichkeiten vermitteln (vgl. Hawkins 2017). Die Integration solcher Programme in betriebliche Gesundheitsmanagementsysteme bietet eine langfristige Möglichkeit, inklusive Arbeitskulturen zu fördern und Konfliktsituationen zu vermeiden (vgl. Paul et al. 2023). Gesetzliche Maßnahmen, die regelmäßige Sensibilisierungstrainings vorschreiben, könnten zudem sicherstellen, dass Unternehmen nachhaltig inklusiver werden und den Bedürfnissen von Menschen mit sensorischen Überempfindlichkeiten besser gerecht werden (vgl. Hawkins 2017).

Zusammenfassend zeigt sich, dass sensorische Überempfindlichkeiten eine zentrale Herausforderung für erwerbstätige Asperger-Autist*innen darstellen, jedoch durch gezielte Maßnahmen und Anpassungen der Arbeitsumgebung sowie durch Sensibilisierung des Umfelds effektiv bewältigt werden können.

3.3 Auswirkungen von psycho- somatischen Erkrankungen auf die Arbeitsfähigkeit

Psychosomatische Erkrankungen wie chronischer Stress und Angststörungen stellen für erwerbstätige Asperger-Autist*innen eine erhebliche Herausforderung dar, da sie bestehende Problematiken im Arbeitsleben verstärken und sich negativ auf die Arbeitsfähigkeit auswirken. Chronischer Stress entsteht dabei häufig aus den besonderen Anforderungen des Arbeitsalltags, die durch sensorische Überempfindlichkeiten und soziale Kommunikationsschwierigkeiten noch verstärkt werden. Laut Ruiz-Robledillo und Moya-Albiol entwickelt sich anhaltender Stress bei vielen Betroffenen zu psychosomatischen Erkrankungen, die sowohl ihre kognitive als auch physische Leistungsfähigkeit beeinträchtigen. Dies zeigt, dass Stressbewältigungsmaßnahmen und präventive Ansätze dringend notwendig sind, um eine Verschlechterung der Gesundheit zu verhindern und die Arbeitsfähigkeit langfristig zu sichern (vgl. Ruiz-Robledillo/Moya-Albiol 2013).

Angststörungen verschärfen die bereits vorhandenen Schwierigkeiten im Umgang mit Kolleg*innen und Vorgesetzten und führen zu einer geringeren sozialen Partizipation am Arbeitsplatz. Personen mit Asperger-Syndrom fällt es ohnehin schwer, implizite soziale Signale zu erkennen und angemessen darauf zu reagieren. Wie Ghaziuddin betont, verstärken Angststörungen diese sozialen Barrieren, was nicht nur die berufliche Teilhabe weiter einschränkt, sondern auch die psychische Belastung der Betroffenen erhöht. Um diesem Problem entgegenzuwirken, sind zielgerichtete Interventionen, beispielsweise im Rahmen der medizinischen Rehabilitation, notwendig, um Strategien für den Umgang mit diesen Ängsten zu entwickeln und die soziale Integration zu fördern (vgl. Ghaziuddin 2002).

Die physische Dimension psychosomatischer Erkrankungen darf ebenfalls nicht unterschätzt werden. Schlafstörungen und Konzentrationsprobleme mindern die kognitive Leistungsfähigkeit und tragen zu einer Reduktion der beruflichen Produktivität bei.

Das Landratsamt Bodenseekreis hebt hervor, dass derartige Symptome durch die Belastungen am Arbeitsplatz oft verstärkt werden und zu einer Abwärtsspirale von Stress und Leistungseinbußen führen können. Dies verdeutlicht die Notwendigkeit einer frühzeitigen Diagnostik und umfassender Unterstützungsmaßnahmen, um die betroffenen Mitarbeitenden langfristig im Arbeitsprozess zu halten (vgl. Landratsamt Bodenseekreis 2022).

Die isolierende Wirkung psychosomatischer Erkrankungen stellt eine zusätzliche Herausforderung dar, da Betroffene Schwierigkeiten haben, sich in Teams oder soziale Arbeitsstrukturen einzugliedern. Ruiz-Robledillo und Moya-Albiol zeigen auf, dass die soziale Desintegration nicht nur die psychische Gesundheit beeinträchtigt, sondern auch das Risiko eines Arbeitsplatzverlusts erhöht. Es ist daher essenziell, dass rehabilitative Ansätze stärkeren Fokus auf die Förderung der sozialen Teilhabe legen, um diesen negativen Entwicklungen entgegenzuwirken (vgl. Ruiz-Robledillo/Moya-Albiol 2013).

Ein zentraler Aspekt ist die Wechselwirkung zwischen psychosomatischen Erkrankungen und den spezifischen Einschränkungen des Asperger-Syndroms, die oft zu einem Teufelskreis führen. Stressbedingte Symptome, wie Schlaflosigkeit und Erschöpfung, verschlechtern kognitive und soziale Fähigkeiten, was wiederum die berufliche Leistungsfähigkeit weiter reduziert. Das Landratsamt Bodenseekreis betont, dass interdisziplinäre Ansätze, die medizinische, psychologische und soziale Dimensionen integrieren, notwendig sind, um diese komplexen Wechselwirkungen effektiv zu behandeln. Hierbei könnten integrative Modelle, die frühzeitig Maßnahmen zur Stressbewältigung und sozialen Unterstützung beinhalten, zur Lösung der Problematik beitragen (vgl. Landratsamt Bodenseekreis 2022).

Chronischer Stress und psychosomatische Beschwerden wirken sich nicht nur psychisch, sondern auch physisch aus, was langfristige gesundheitliche Folgen nach sich ziehen kann. Ruiz-Robledillo und Moya-Albiol betonen, dass insbesondere Herz-

Kreislauf- und gastrointestinale Beschwerden häufig bei Betroffenen auftreten und deren allgemeine Lebensqualität stark beeinträchtigen. Diese Ergebnisse unterstreichen die Notwendigkeit präventiver und rehabilitativer Programme, die nicht nur auf die Wiederherstellung der Arbeitsfähigkeit, sondern auch auf die langfristige Gesundheit der Betroffenen abzielen (vgl. Ruiz-Robledillo/Moya-Albiol 2013).

Besonders problematisch ist das unzureichende Bewusstsein für die spezifischen Bedürfnisse erwerbstätiger Asperger-Autist*innen bei psychosomatischen Erkrankungen. Das Landratsamt Bodenseekreis hebt hervor, dass fehlende Anpassungen der Arbeitsumgebung und mangelnde Sensibilisierung am Arbeitsplatz dazu führen, dass Belastungen häufig unterschätzt oder ignoriert werden. Dies verstärkt nicht nur die psychosomatischen Beschwerden, sondern erhöht auch das Risiko des Arbeitsplatzverlusts. Sensibilisierungskampagnen

und das Angebot spezialisierter Unterstützungsmaßnahmen könnten hier eine deutliche Verbesserung schaffen (vgl. Landratsamt Bodenseekreis
2022).

Die Verknüpfung psychosomatischer Erkrankungen
mit den kognitiven und sozialen Einschränkungen
von Menschen mit Asperger-Syndrom wird in der
medizinischen Rehabilitation oft unzureichend berücksichtigt. Aman betont, dass integrative Therapieansätze, die psychosomatische, soziale und berufliche Aspekte gleichermaßen adressieren, eine
effektive Möglichkeit darstellen, um die spezifischen
Bedürfnisse der Betroffenen in den Fokus zu rü-
cken. Diese Ansätze sollten medizinische und psychosoziale Interventionen kombinieren, um die Arbeitsfähigkeit und das allgemeine Wohlbefinden
nachhaltig zu fördern (vgl. Aman 2005).

Die Relevanz interdisziplinärer Ansätze ist in der
Behandlung psychosomatischer Erkrankungen bei
erwerbstätigen Asperger-Autist*innen unbestritten.

Ghaziuddin argumentiert, dass eine enge Zusammenarbeit zwischen verschiedenen Fachdisziplinen wie Medizin, Psychologie und Sozialarbeit essenziell ist, um die komplexen Gesundheitsprobleme der Betroffenen erfolgreich zu behandeln. Multiprofessionelle Teams, die individuell angepasste Therapiepläne entwickeln, könnten dabei helfen, die Effizienz der Rehabilitation erheblich zu steigern und gleichzeitig die soziale Integration zu fördern (vgl. Ghaziuddin 2002).

Abschließend zeigt sich, dass psychosomatische Erkrankungen erhebliche Auswirkungen auf die Arbeitsfähigkeit von erwerbstätigen Asperger-Autist*innen haben, jedoch durch gezielte und interdisziplinäre Ansätze effektiv adressiert werden können.

4. Analyse der bestehenden Angebote von Leistungen zur medizinischen Rehabilitation für erwerbstätige Asperger-Autisten mit psychosomatischen Erkrankungen

In diesem Kapitel wird die Analyse der bestehenden Angebote zur medizinischen Rehabilitation für erwerbstätige Asperger-Autist*innen mit psychosomatischen Erkrankungen präsentiert. Die folgenden Abschnitte konzentrieren sich auf ambulante und stationäre Angebote, deren Verfügbarkeit und Zugänglichkeit sowie die Qualität und Wirksamkeit der Maßnahmen. Dies bildet einen wesentlichen Bestandteil der Arbeit, um die Bedürfnisse dieser spezifischen Zielgruppe besser zu verstehen und den Kontext für die weiterführenden Handlungsempfehlungen zu schaffen.

4.1 Bestehende Leistungen zur medizinischen Rehabilitation

In diesem Kapitel wird ein Überblick über die bestehenden Leistungen zur medizinischen Rehabilitation für erwerbstätige Asperger-Autist*innen mit psychosomatischen Erkrankungen gegeben. Es werden sowohl ambulante als auch stationäre Angebote beleuchtet, um deren Verfügbarkeit, Zugänglichkeit sowie Qualität und Wirksamkeit zu analysieren. Diese Betrachtung ist entscheidend, um die Bedürfnisse dieser spezifischen Zielgruppe besser zu verstehen und geeignete Handlungsempfehlungen zur Verbesserung der Therapieangebote abzuleiten.

4.1.1 Ambulante Angebote

Ambulante Rehabilitationsangebote bieten erwerbstätigen Asperger-Autist*innen die Möglichkeit, in ihrem vertrauten Lebensumfeld zu verbleiben.

Diese Maßnahme hat den Vorteil, dass zusätzliche Stressfaktoren, wie sie durch einen Ortswechsel bedingt sein könnten, weitgehend vermieden werden. Dies ist insbesondere für Menschen mit psychosomatischen Erkrankungen oder sensorischen Überempfindlichkeiten von Bedeutung, da eine fremde Umgebung und neue Reize die Belastung zusätzlich erhöhen könnten. Das Verbleiben im gewohnten Umfeld erleichtert nicht nur den Umgang mit bestehenden Belastungen, sondern ermöglicht es auch, soziale und berufliche Netzwerke weiterhin stabil zu halten. Der Erhalt dieser Netzwerke trägt wesentlich zur psychosozialen Stabilität bei und fördert die Integration in den Alltag sowie in den Arbeitsmarkt (vgl. SALO PARTNER 2023; Diesterhöft/Holtze/Löprich 2011). Die Einbettung des Rehabilitationsprozesses in den Alltag kann außerdem dazu beitragen, praktische Herausforderungen direkt in die Rehabilitation zu integrieren, was die Übertragbarkeit der erlernten Maßnahmen auf das tägliche Leben und den Arbeitsplatz erheblich verbessert (vgl. SALO PARTNER 2023).

Ambulante Programme sind häufig flexibler in ihrer zeitlichen Gestaltung, was es erwerbstätigen Asperger-Autist*innen ermöglicht, ihre beruflichen Verpflichtungen besser mit den Rehabilitationsmaßnahmen zu koordinieren. Insbesondere für Personen, die weiterhin berufstätig sein möchten, ist dies ein bedeutender Vorteil, da sie nicht gezwungen sind, ihre Tätigkeit für eine stationäre Maßnahme zu unterbrechen. Dennoch erfordert diese Form der Rehabilitation ein hohes Maß an Eigenmotivation von den Betroffenen, da die engmaschige Betreuung durch Fachpersonal, wie sie bei stationären Programmen vorhanden ist, im ambulanten Rahmen oft weniger intensiv ist (vgl. Aman 2005).

Ein zentraler Bestandteil ambulanter Rehabilitationsangebote ist die individuelle Anpassung an die Bedürfnisse von Menschen mit Autismus-Spektrum-Störung. Hierbei hebt sich das AuReA@SALO-Programm durch die Anwendung der TEACCH-Methode hervor. Diese Methode kombiniert verhaltenstherapeutische Ansätze mit einer klar strukturierten Vorgehensweise, um die Selbstständigkeit und Arbeitsfähigkeit der Teilnehmenden zu fördern. Die klare Struktur und Planbarkeit der Maßnahmen unterstützen Betroffene speziell dabei, sensorische und soziale Herausforderungen besser zu bewältigen. Sie ermöglicht es, die Inhalte und Zielsetzungen der Rehabilitation individuell auf die spezifischen Problembereiche, wie Kommunikationsdefizite oder sensorische Überforderung, zuzuschneiden (vgl. SALO PARTNER 2018; SALO PARTNER 2023). Studien zeigen, dass strukturierte Methoden wie TEACCH eine hohe Wirksamkeit bei der langfristigen sozialen und beruflichen Integration von Asperger-Autist*innen aufweisen (vgl. Aman 2005).

Das Berufliche Integrationscoaching (BIC) von SALO PARTNER stellt ein weiteres innovatives ambulantes Rehabilitationsmodell dar, das sich an die spezifischen Bedürfnisse von Erwachsenen richtet. Dieses Programm kombiniert individuelles

Coaching mit praktischen beruflichen Erprobungen. Ziel ist es, spezifische Barrieren wie sensorische Überempfindlichkeiten oder Schwierigkeiten in der Kommunikation praxisorientiert zu überwinden. Gleichzeitig werden Potenziale und Interessen analysiert, um eine langfristige berufliche Perspektive zu entwickeln. Die enge Zusammenarbeit mit Arbeitgebern spielt dabei eine entscheidende Rolle, indem Arbeitsplatzanpassungen vorgenommen und diese für die Anforderungen von Asperger-Autist*innen sensibilisiert werden. Solche Interventionen ermöglichen eine nachhaltige Eingliederung auf dem allgemeinen Arbeitsmarkt (vgl. SALO PARTNER 2018). Das Modell zeichnet sich zudem durch eine Flexibilität aus, die es den Teilnehmenden erlaubt, das Coaching parallel zu ihren beruflichen Verpflichtungen wahrzunehmen. Diese Orientierung an realen Anforderungen stärkt die Selbstwirksamkeit und reduziert Ängste im Umgang mit beruflichen Herausforderungen (vgl. Aman 2005; SALO PARTNER 2018).

Der Erfolg ambulanter Programme hängt jedoch nicht allein von der methodischen Gestaltung ab, sondern auch von der Zusammenarbeit zwischen Rehabilitationsdiensten, Arbeitgebern und sozialen Netzwerken. Diesterhöft, Holtze und Löprich betonen, dass eine solche Kooperation entscheidend für die erfolgreiche Wiedereingliederung von Asperger-Autist*innen in den Arbeitsmarkt ist. Insbesondere die Einbindung der Familie und der sozialen Netzwerke steigert die Erfolgswahrscheinlichkeit erheblich, da sie eine stärkere emotionale und soziale Stabilität ermöglicht (vgl. Diesterhöft/Holtze/Löprich 2011). Durch gezielte Schulungen können auch Arbeitgeber für die Bedürfnisse von Betroffenen sensibilisiert werden, was zu einer Verbesserung der Arbeitsbedingungen und einer höheren Akzeptanz am Arbeitsplatz führt (vgl. SALO PARTNER 2018). Die gezielte Unterstützung durch ambulante Programme sichert nicht nur die berufliche Integration, sondern hilft auch dabei, psychosomatische Belastungen zu reduzieren, sodass die Arbeitsfähigkeit langfristig erhalten bleibt (vgl. Aman 2005).

Dennoch bestehen in Bezug auf ambulante Maßnahmen Herausforderungen. Die oftmals unsichtbare Natur der Behinderung erschwert es, ein breites Verständnis und die notwendige Anpassung der
Arbeitsplätze zu fördern. Initiativen wie das Au-
ReA@SALO-Programm legen daher großen Wert
darauf, Arbeitgeber aktiv in den Rehabilitationsprozess einzubinden. Die langfristige Unterstützung
durch Netzwerke, die soziale Einrichtungen, Arbeitgeber und Familien umfassen, wird dabei als
Schlüsselstrategie betrachtet, um Barrieren abzubauen und eine inklusive Beschäftigungssituation
zu schaffen (vgl. SALO PARTNER 2018; Aman
2005). Ebenso wichtig sind Sensibilisierungsmaßnahmen, die Diskriminierung abbauen und ein besseres Verständnis für die besonderen Bedürfnisse
von Asperger-Autist*innen schaffen. Dies kann
durch gezielte Schulungsprogramme erreicht werden, die sowohl in den Einrichtungen der Rehabilitation als auch direkt am Arbeitsplatz angeboten
werden (vgl. Diesterhöft/Holtze/Löprich 2011;

SALO PARTNER 2018).

Zusammenfassend zeigt sich, dass ambulante Rehabilitationsangebote erhebliche Vorteile für erwerbstätige Asperger-Autist*innen mit psychosomatischen Erkrankungen bieten. Sie ermöglichen eine individuell angepasste Unterstützung, die sich nahtlos in den Alltag und das Berufsleben integrieren lässt, und fördern darüber hinaus die langfristige soziale und berufliche Eingliederung. Gleichzeitig bedarf es jedoch weiterer Anstrengungen, um bestehende Herausforderungen zu überwinden und die Akzeptanz solcher Angebote flächendeckend zu erhöhen.

4.1.2 Stationäre Angebote

Stationäre Rehabilitationsangebote bieten eine intensive und umfassende Betreuung, die speziell auf die komplexen Bedürfnisse von erwerbstätigen Asperger-Autist*innen mit psychosomatischen Erkrankungen zugeschnitten ist. Die Kombination aus medizinischer, psychologischer und sozialer Unterstützung in einem strukturierten und geschützten Umfeld ermöglicht eine ganzheitliche Rehabilitation, die auf die individuellen Herausforderungen der Betroffenen eingeht (vgl. SALO PARTNER 2023). Besonders hervorzuheben ist, dass durch eine stationäre Rehabilitation externe Stressfaktoren minimiert werden, wodurch sich die Betroffenen besser auf die Erreichung ihrer Therapieziele konzentrieren können. Die interdisziplinäre Betreuung in stationären Einrichtungen schafft dabei Synergien zwischen verschiedenen Fachbereichen, die eine effektive Behandlung der Wechselwirkungen zwischen psychosomatischen und autismusbedingten Beschwerden ermöglichen (vgl. Aman 2005).

Ein bedeutender Vorteil stationärer Rehabilitation ist die Möglichkeit, umfangreiche diagnostische Verfahren einzusetzen. Diese erlauben eine präzise Analyse von sensorischen, kommunikativen und psychosomatischen Problemlagen, was die Erstellung individueller Behandlungspläne erleichtert (vgl. Paul/Martin 2023). Diese Pläne können gezielt auf die besonderen Einschränkungen und Bedürfnisse von Asperger-Autist*innen ausgerichtet werden. Insbesondere bei schwerwiegenden psychosomatischen Belastungen profitieren Betroffene von der kontinuierlichen Betreuung durch spezialisierte Fachkräfte, die eine engmaschige Kontrolle und Anpassung der Therapien sicherstellt (vgl. SALO PARTNER 2023). Ein strukturierter Tagesablauf innerhalb der stationären Programme unterstützt ebenfalls die Entwicklung von Routinen und hilft, die Alltagsanforderungen langfristig besser zu bewältigen, was die berufliche Eingliederung erleichtert (vgl. ebd.).

Die Evidenzbasierung der stationären Programme zeichnet sich häufig durch die Anwendung bewährter Methoden wie der TEACCH-Methode aus. Diese kombiniert verhaltenstherapeutische Ansätze mit einer klaren Struktur, um spezifische soziale und berufliche Defizite zu adressieren. Die Methode ermöglicht eine gezielte Förderung individueller Kompetenzen und trägt nachweislich zur Verbesserung der Arbeitsfähigkeit sowie des emotionalen Wohlbefindens bei (vgl. SALO PARTNER 2018; Aman 2005). Studien belegen, dass die TEACCH-Methode nicht nur wirksam ist, sondern flexibel an die unterschiedlichen Bedürfnisse der Betroffenen angepasst werden kann, wodurch sich ihre Eigenständigkeit steigern lässt (vgl. SALO PARTNER 2018). Zudem reguliert die strukturierte Vorgehensweise Stress und unterstützt die Entwicklung sozialer Fähigkeiten, die für den Erfolg im Berufs- und Alltagsleben essenziell sind (vgl. ebd.).

Ein zentraler Vorteil stationärer Rehabilitation ist die Anpassung der Umgebung an die sensorischen Bedürfnisse von Asperger-Autist*innen. Durch gezielte Maßnahmen, wie den Einsatz von schallgedämpften Räumen oder gedimmter Beleuchtung, wird sensorische Überreizung reduziert, was den Fokus auf therapeutische Inhalte verbessert (vgl.

Paul/Martin 2023). Diese sensiblen Anpassungen fördern zudem die Regulation des Nervensystems und helfen, psychosomatische Beschwerden zu mindern, die durch sensorische Empfindlichkeiten verursacht werden können (vgl. Ruiz-Robledillo/Moya-Albiol 2013). Gleichzeitig kann in solchen spezialisierten Umgebungen gezielt an der Entwicklung von Bewältigungsstrategien gearbeitet werden, wodurch die Fähigkeit der Betroffenen gestärkt wird, mit stressreichen Situationen im Alltag und Beruf angemessen umzugehen (vgl. ebd.).

Darüber hinaus ermöglichen stationäre Programme durch interdisziplinäre Betreuungsteams die Entwicklung ganzheitlicher Behandlungspläne, die neben medizinisch-psychologischen Interventionen auch sozialpädagogische und berufsvorbereitende Maßnahmen umfassen. Diese sind speziell darauf ausgerichtet, die Wiedereingliederung in den Berufsalltag zu erleichtern (vgl. Aman 2005). Sozialpädagogische Angebote, wie die Entwicklung von Tagesstrukturen oder sozialen Kompetenzen, fördern

die Selbstständigkeit und Integration in den Arbeitsmarkt (vgl. SALO PARTNER 2018), während berufsvorbereitende Maßnahmen die notwendigen
Fähigkeiten und Kompetenzen für die Arbeitswelt
vermitteln (vgl. SALO PARTNER 2023).

Jedoch bestehen in Bezug auf stationäre Rehabilitationsangebote erhebliche regionale Unterschiede,
die eine gleichwertige Versorgung erschweren.
Spezialisierte Einrichtungen sind häufig in urbanen
Gebieten konzentriert, was für Betroffene aus ländlichen Regionen lange Anfahrtswege oder Wartezeiten bedeutet (vgl. SALO PARTNER 2023). Diese
Disparitäten verdeutlichen die Notwendigkeit politi-
scher und institutioneller Maßnahmen, um eine aus-
geglichene Versorgung sicherzustellen, unabhängig vom Wohnort der Betroffenen (vgl. Paul/Martin
2023). Zudem könnte eine gezielte Förderung durch
Sozialversicherungsträger zur Finanzierung zusätzlicher Kapazitäten und zur Einrichtung regionaler
Zentren beitragen (vgl. Frese 2017).

Trotz der zahlreichen Vorteile können der Ortswechsel und die Unterbrechung gewohnter Routinen während eines stationären Aufenthalts zusätzliche Belastungen hervorrufen. Um diesen Stress zu reduzieren, sind Maßnahmen erforderlich, die die Übergangsphase erleichtern. Dazu gehören vorbereitende Besuche der Einrichtungen oder intensive Gespräche zur Minimierung von Unsicherheiten (vgl. SALO PARTNER 2023). Die Implementierung eines Nachsorgeprogramms, das die Betroffenen nach der Entlassung weiterhin unterstützt, sichert zudem den nachhaltigen Erfolg der erlernten Strategien im Alltag und Beruf (vgl. ebd.). Auch die Einbindung von Familien und sozialen Netzwerken während der Nachsorge kann dazu beitragen, langfristige Unterstützungssysteme zu schaffen, die den Übergang erleichtern (vgl. Kirschnick o.J.).

Insgesamt zeigt sich, dass stationäre Rehabilitationsangebote eine zentrale Rolle bei der Behandlung von erwerbstätigen Asperger-Autist*innen mit psychosomatischen Erkrankungen spielen, allerdings weitere Maßnahmen zur Verbesserung der Zugänglichkeit und Akzeptanz erforderlich sind.

4.2 Verfügbarkeit und Zugänglichkeit der Angebote

Die Verfügbarkeit und Zugänglichkeit von medizinischen Rehabilitationsangeboten für erwerbstätige Asperger-Autist*innen ist von entscheidender Bedeutung, um eine adäquate Unterstützung sicherzustellen. Dennoch bestehen in Deutschland erhebliche regionale Ungleichheiten, die den Zugang zu spezialisierten Einrichtungen erheblich einschränken. Besonders ländliche Regionen sind von einem Mangel an spezialisierten Rehabilitationsangeboten betroffen, was dazu führt, dass Betroffene oft weite Anfahrtswege in Kauf nehmen müssen (vgl. Autismus Mosel-Eifel-Hunsrück e.V. 2014). Diese Situation erschwert nicht nur die regelmäßige Teilnahme an ambulanten Maßnahmen, sondern kann auch zu einer zusätzlichen psychosomatischen Belastung aufgrund des Reiseaufwands führen. Darüber hinaus zeigt sich, dass in Ballungszentren eine höhere Konzentration an spezialisierten Angeboten vorhanden ist, was die ohnehin bestehenden regionalen Disparitäten weiter verstärkt. Die ungleiche Verteilung der Einrichtungen beeinflusst somit nicht nur die Erreichbarkeit, sondern auch die Qualität und die Spezialisierung der einzelnen Programme (vgl. Voll 2009). Es ist daher notwendig, Maßnahmen zur regionalen Angleichung der Rehabilitationsversorgung zu entwickeln, um eine gleichwertige Betreuung sicherzustellen.

Ein zentraler Faktor, der die Zugänglichkeit von Angeboten maßgeblich beeinträchtigt, sind die langen Wartezeiten für Therapieplätze. Diese Wartezeiten, die teilweise mehrere Monate oder sogar Jahre betragen können, stellen für viele Betroffene eine erhebliche Hürde dar (vgl. Autismus Mosel-Eifel-

Hunsrück e.V. 2014). Besonders bei psychosomatischen Erkrankungen, die ohne frühzeitige Intervention oftmals zu einer Verschlechterung des Gesundheitszustands führen, kann der verzögerte Zugang zu Rehabilitation gravierende Konsequenzen haben. Dies betrifft insbesondere erwerbstätige Asperger-Autist*innen, deren Arbeitsfähigkeit durch eine unzureichende Behandlung gefährdet wird (vgl. Voll 2009). Studien zeigen, dass die wachsende Nachfrage nach Rehabilitationsleistungen, bedingt durch eine verbesserte Diagnostik von Autismus-Spektrum-Störungen, die Kapazitäten spezialisierter Einrichtungen zunehmend überlastet (vgl. Autismus Mosel-Eifel-Hunsrück e.V. 2014). Um diesen Herausforderungen zu begegnen, könnten innovative Ansätze wie telemedizinische Unterstützung oder digitale Programme eine kurzfristige Entlastung bieten und somit zumindest partiell bestehende Wartezeiten überbrücken (vgl. Aman 2005).

Neben den regionalen Unterschieden und Wartezeiten erschweren auch finanzielle und bürokratische Hürden den Zugang zu medizinischen Rehabilitationsleistungen. Die gesetzlichen Rahmenbedingungen, die den Anspruch auf Leistungen regeln, sind für viele Betroffene komplex und schwer verständlich. Dies führt dazu, dass manche ihren Bedarf gar nicht erst geltend machen oder Schwierigkeiten beim Antragsverfahren erleben (vgl. Voll 2009). Insbesondere die Unterscheidung zwischen verschiedenen Leistungsträgern, wie Renten- und Krankenversicherung, sowie die unterschiedlichen rechtlichen Grundlagen im SGB VIII, SGB IX und SGB XII stellen eine zusätzliche Herausforderung dar (vgl. Frese 2017). Dieser Umstand wird durch bürokratische Anforderungen, wie die Vorlage mehrerer ärztlicher Stellungnahmen, weiter verschärft, was für erwerbstätige Asperger-Autist*innen eine erhebliche Belastung darstellt (vgl. Schmauch 2012). Maßnahmen zur Vereinfachung und Standardisierung der Antragsverfahren, wie die Einführung einer digitalen Plattform für Rehabilitation, könnten hierbei Abhilfe schaffen (vgl. Bayerisches

Staatsministerium für Familie, Arbeit und Soziales 2022). Eine stärkere Kooperation zwischen Sozialversicherungsträgern könnte darüber hinaus die Finanzierung und Organisation spezialisierter Angebote verbessern (vgl. Voll 2009).

Die spezifischen Bedürfnisse von erwerbstätigen Asperger-Autist*innen, die häufig durch die "unsichtbare" Natur von Autismus und psychosomatischen Erkrankungen übersehen werden, tragen ebenfalls zu den Zugangsproblemen bei. Häufig sind bestehende Rehabilitationsprogramme nicht ausreichend auf die besonderen Herausforderungen dieser Zielgruppe zugeschnitten, was dazu führt, dass sensorische Überempfindlichkeiten oder Kommunikationsschwierigkeiten nicht adäquat adressiert werden (vgl. Aman 2005). Fachkräfte in Rehabilitationseinrichtungen sind oft nicht hinreichend sensibilisiert, wodurch besondere Bedürfnisse der Betroffenen nicht erkannt oder ignoriert werden. Die unsichtbare Natur der Erkrankungen

verdeutlicht die Notwendigkeit umfassender Sensibilisierungsmaßnahmen, die sowohl auf Fachkräfte
als auch auf Arbeitgeber abzielen, um die Akzeptanz und Wirksamkeit der Programme zu steigern
(vgl. Autismus Mosel-Eifel-Hunsrück e.V. 2014). Zudem könnte die Entwicklung spezifischer Evalua-
tionsinstrumente helfen, die Angebote besser an die
individuellen Bedürfnisse anzupassen und die Effektivität der Maßnahmen zu erhöhen (vgl.
Schmauch 2012).

Defizite in der interdisziplinären Zusammenarbeit
zwischen verschiedenen Fachdisziplinen verschärfen ebenfalls die Problematik. Oft fehlen spezialisierte Teams, die sowohl psychosomatische als
auch autismusbedingte Beschwerden adressieren
können (vgl. Schmauch 2012). Diese Lücke zeigt
sich insbesondere in der begrenzten Flexibilität bestehender Programme, die häufig nicht ausreichend
auf die Anforderungen der Zielgruppe eingehen. Die
Förderung interdisziplinärer Ansätze und die Ein-

führung standardisierter Leitlinien für die Behandlung von Asperger-Autist*innen könnten daher erheblich zur Verbesserung der Rehabilitation beitragen (vgl. Aman 2005). Der Ausbau spezialisierter Netzwerke sowie ein intensiverer Austausch zwischen Fachkräften verschiedener Disziplinen könnte helfen, bestehende Defizite zu überwinden und die Qualität der Angebote zu steigern (vgl. Brooke et al. 2018). Gleichzeitig spielen Fortbildungsmaßnahmen eine entscheidende Rolle, um Fachpersonal für die spezifischen Bedürfnisse dieser Zielgruppe zu sensibilisieren und damit die Qualität der Betreuung nachhaltig zu verbessern (vgl. Autismus Mosel-Eifel-Hunsrück e.V. 2014).

Zusammenfassend zeigt sich, dass eine Vielzahl von Faktoren die Verfügbarkeit und Zugänglichkeit von Rehabilitationsangeboten für erwerbstätige Asperger-Autist*innen erheblich beeinträchtigt. Regionale Ungleichheiten, lange Wartezeiten, bürokratische Hürden sowie die mangelnde Berücksichtigung spezifischer Bedürfnisse und unzureichende interdisziplinäre Zusammenarbeit verdeutlichen die dringende Notwendigkeit gezielter Maßnahmen zur Verbesserung der bestehenden Strukturen.

4.3 Qualität und Wirksamkeit der Angebote

Die Qualität und Wirksamkeit von Rehabilitations-programmen für erwerbstätige Asperger-Autist*innen mit psychosomatischen Erkrankungen hängt stark von der methodischen Gestaltung und der Anwendung evidenzbasierter Ansätze ab. Ein zentraler Faktor ist die Nutzung der TEACCH-Methode, die besonders durch ihre strukturierte und individuelle Herangehensweise hervorzuheben ist. Diese Methode ermöglicht es, spezifische Herausforderungen wie sensorische Überempfindlichkeiten und Kommunikationsprobleme gezielt zu adressieren und dabei die Selbstständigkeit sowie Arbeitsfähigkeit der Betroffenen zu fördern (vgl. SALO PART-NER 2018; SALO PARTNER 2023). Ihre Kombination aus verhaltenstherapeutischen Ansätzen und strukturiertem Unterricht bietet die Flexibilität, sowohl soziale als auch berufliche Kompetenzen zu stärken, was die Integration in routinierte Arbeitsumgebungen erleichtert (vgl. SALO PARTNER 2023). Der Ansatz ist darauf ausgelegt, die individuellen Bedürfnisse der Teilnehmenden zu berücksichtigen und durch die Anpassung der Therapieumfelder gezielt sensorische Belastungen zu reduzieren. Diese Vorgehensweise trägt nicht nur zur unmittelbaren Verbesserung der Lebens- und Arbeitsqualität bei, sondern steigert langfristig die Integrationschancen auf dem Arbeitsmarkt (vgl. Aman 2005). Darüber hinaus hat sich gezeigt, dass die TEACCH-Methode sowohl in ambulanten als auch in stationären Einrichtungen effektiv eingesetzt werden kann, was ihre universelle Anwendbarkeit unterstreicht (vgl. SALO PARTNER 2023). Insgesamt belegen Studien eine signifikante Verbesserung der Selbstständigkeit und psychischen Stabilität, wodurch die Lebensqualität und Arbeitsfähigkeit nachhaltig erhöht werden (vgl. Aman 2005).

Stationäre Rehabilitationsprogramme bieten gegenüber ambulanten Programmen den Vorteil, umfassende interdisziplinäre Teams einzusetzen, die eine ganzheitliche Betreuung ermöglichen. Die Kombination aus medizinischer, psychologischer und sozialer Expertise erlaubt es, die Wechselwirkungen zwischen psychosomatischen und autismusbedingten Herausforderungen gezielt zu behandeln (vgl. SALO PARTNER 2023; Aman 2005). Der Vorteil der TEACCH-Methode wird auch in stationären Programmen deutlich, da sie den Transfer gelernter Fähigkeiten in den beruflichen Alltag erleichtert und Stress durch strukturierte Interventionen reguliert (vgl. SALO PARTNER 2018). Besonders hervorzuheben ist die Möglichkeit, schwerwiegende psychosomatische Erkrankungen intensiv zu behandeln, indem stressfreie Umgebungen und individuell angepasste Therapiemöglichkeiten bereitgestellt werden (vgl. Aman 2005). Allerdings zeigt sich, dass regionale Unterschiede in der Verfügbarkeit solcher Einrichtungen erhebliche Ungleichheiten schaffen, die den Zugang zu spezialisierten Programmen einschränken (vgl. SALO PARTNER 2023). Diese Diskrepanz verdeutlicht die Notwendigkeit einer gleichmäßigeren Verteilung und Förderung spezialisierter Rehabilitationszentren.

Ein entscheidender Aspekt, der die Wirksamkeit von Rehabilitationsangeboten positiv beeinflusst, ist die Zusammenarbeit mit sozialen Netzwerken und Arbeitgebern. Dies zeigt sich besonders in Programmen wie AuReA@SALO, die durch die Einbindung der Familie und des beruflichen Umfelds die Integration in den Arbeitsmarkt erheblich verbessern können (vgl. SALO PARTNER 2018; SALO PARTNER 2023). Die enge Kooperation mit Arbeitgebern ermöglicht die Anpassung der Arbeitsumgebung an die Bedürfnisse von Asperger-Autist*innen und fördert gleichzeitig ein besseres Verständnis für deren Herausforderungen (vgl. SALO PARTNER 2023). Durch die systematische Verbindung von

Therapien und beruflichem Integrationscoaching können spezifische Barrieren wie sensorische Empfindlichkeiten oder soziale Schwierigkeiten überwunden werden, was die Selbstständigkeit und Resilienz der Teilnehmenden stärkt (vgl. SALO PARTNER 2018). Empirische Ergebnisse unterstreichen die Bedeutung eines interdisziplinären Ansatzes, der soziale, berufliche und therapeutische Bereiche miteinander verknüpft, um eine dauerhafte Eingliederung in den Arbeitsmarkt zu gewährleisten (vgl. SALO PARTNER 2023).

Die Adressierung psychosomatischer Beschwerden ist ein weiterer zentraler Bestandteil effektiver Rehabilitationsprogramme. Die Kombination von Coaching und Therapie, wie sie im Beruflichen Integrationscoaching (BIC) angeboten wird, hat sich als besonders wirksam erwiesen, da sie auf die spezifischen Anforderungen der Zielgruppe eingeht (vgl. SALO PARTNER 2018; Aman 2005). Individuelle Interventionen ermöglichen es, sensorische

Überempfindlichkeiten gezielt zu mildern und Kommunikationsprobleme praxisorientiert zu bearbeiten. Durch die Integration von Theorie und Praxis im Coaching wird der Transfer der erlernten Fähigkeiten in den beruflichen Alltag deutlich erleichtert, wodurch Belastungen reduziert und die Resilienz der Teilnehmenden gestärkt werden (vgl. Aman 2005). Diese personalisierten Ansätze garantieren eine nachhaltige und effektive Rehabilitation, die sich an den Lebensumständen der Betroffenen orientiert (vgl. SALO PARTNER 2018).

Die unsichtbare Natur von Autismus-Spektrum-Störungen und psychosomatischen Erkrankungen stellt eine besondere Herausforderung dar, die gezielte Sensibilisierungsmaßnahmen für Fachkräfte in Rehabilitationseinrichtungen erfordert. Studien belegen, dass fehlendes Verständnis und unzureichende Anpassungen die Qualität der Rehabilitation erheblich beeinträchtigen können (vgl. Aman 2005; Ghaziuddin 2002). Schulungen und Workshops für Fachkräfte sind daher essenziell, um die spezifischen Bedürfnisse von Asperger-Autist*in-nen angemessen zu berücksichtigen und Missver-ständnisse zu vermeiden (vgl. Aman 2005). Die un-sichtbaren Symptome dieser Störungen führen oft dazu, dass entsprechende Unterstützungsmaßnah-men nicht vollständig ausgeschöpft werden. Eine in-tensivere Schulung des Fachpersonals würde die Flexibilität und Individualität bestehender Angebote steigern, was eine effektivere Betreuung ermöglicht (vgl. Ghaziuddin 2002). Darüber hinaus könnte eine stärkere Fokussierung auf evidenzbasierte Ansätze wie die TEACCH-Methode dazu beitragen, die Qua-lität und Wirksamkeit der Rehabilitation nachhaltig zu verbessern (vgl. SALO PARTNER 2018).

Langfristige Erfolgsfaktoren in der medizinischen Rehabilitation von erwerbstätigen Asperger-Au-tist*innen lassen sich vor allem durch die Anwen-dung evidenzbasierter Methoden wie der TEACCH-Methode identifizieren. Diese kombiniert verhal-tenstherapeutische und handlungsorientierte Elemente, die gezielt zur Förderung der Selbstständigkeit und Arbeitsfähigkeit beitragen (vgl. SALO PARTNER 2018; SALO PARTNER 2023; Ghaziuddin 2002). Die Methode zeigt nicht nur eine effektive Verbesserung der sozialen und beruflichen Kompetenzen, sondern steigert auch die psychische Stabilität der Teilnehmenden (vgl. Ghaziuddin 2002). Ihre handlungsorientierte Struktur unterstützt einen individuellen Lernansatz, der die Anpassungsfähigkeit in beruflichen und alltäglichen Situationen langfristig stärkt (vgl. SALO PARTNER 2018). Mit ihrer hohen Wirksamkeit in der sozialen und beruflichen Integration unterstreicht die TEACCH-Methode ihre Relevanz innerhalb der medizinischen Rehabilitation für die spezifischen Bedürfnisse dieser Zielgruppe (vgl. SALO PARTNER 2023).

Abschließend lässt sich feststellen, dass die Qualität und Wirksamkeit medizinischer Rehabilitationsangebote für erwerbstätige Asperger-Autist*innen von einer Kombination aus evidenzbasierten Me-

thoden, individueller Betreuung und interdisziplinärer Zusammenarbeit abhängt.

5. Analyse der Herausforderungen bei der Betreuung von erwerbstätigen Asperger-Autisten mit psychosomatischen Erkrankungen in der medizinischen Rehabilitation

In diesem Kapitel wird die Analyse der Herausforderungen beleuchtet, mit denen erwerbstätige Asperger-Autist*innen mit psychosomatischen Erkrankungen in der medizinischen Rehabilitation konfrontiert sind. Besonderes Augenmerk liegt auf den Schwierigkeiten, die sowohl Anbieter als auch die Betroffenen selbst in Bezug auf finanzielle, personelle und strukturelle Aspekte erleben. Die Erörterung dieser Herausforderungen ist entscheidend, um die bestehenden Barrieren für einen effektiven Zugang zu Rehabilitationsleistungen zu verstehen

und darauf basierend gezielte Verbesserungsvor-
schläge entwickeln zu können. Dieses Kapitel
knüpft an die vorangegangenen Ausführungen zu
bestehenden Angeboten und deren Analyse an und
bildet somit eine umfassende Grundlage für die Entwicklung geeigneter Handlungsempfehlungen.

5.1 Herausforderungen für An-
bieter von Leistungen zur medi-
zinischen Rehabilitation

Anbieter von Leistungen zur medizinischen Rehabilitation stehen vor einer Vielzahl von Herausforderungen, die sowohl finanzieller als auch organisato-
rischer Natur sind. Eine der zentralen Problematiken betrifft die unzureichende Finanzierung spezifischer Maßnahmen, die auf die Bedürfnisse von Asperger-Autist*innen mit psychosomatischen Erkrankungen zugeschnitten sind. Insbesondere evidenz-

basierte Ansätze wie die TEACCH-Methode erfordern erhebliche Investitionen, da diese nicht nur umfangreiche Schulungen des Fachpersonals, sondern auch spezielle therapeutische Materialien und Strukturen benötigen. Die Sozialversicherungsträger übernehmen in vielen Fällen lediglich einen Teil der Kosten, wodurch Anbieter auf zusätzliche Eigenmittel angewiesen sind (vgl. SALO PARTNER 2023; Aman 2005). Dies führt dazu, dass spezialisierte Programme oftmals nur eingeschränkt oder gar nicht flächendeckend angeboten werden können. Regionale Ungleichgewichte verschärfen das Problem zusätzlich, da spezialisierte Programme in ländlichen Regionen kaum verfügbar sind (vgl. Frese 2017).

Eine weitere Herausforderung besteht in der Rekrutierung und Qualifizierung von Fachpersonal, das sowohl auf die Behandlung von Autismus-Spektrum-Störungen als auch psychosomatischen Erkrankungen spezialisiert ist. Die komplexe Interdependenz beider Krankheitsbilder erfordert ein hohes

Maß an Expertise, das in vielen Rehabilitationszentren nicht vorhanden ist (vgl. Aman 2005). Laut Diesterhöft et al. (2011) fehlt es häufig an gezielten Weiterbildungen, die die spezifischen Bedürfnisse von Asperger-Autist*innen adressieren, was dazu führt, dass die Qualität der angebotenen Maßnahmen nicht immer den Anforderungen entspricht. Der Fachkräftemangel wird zusätzlich durch die steigende Prävalenz von Autismus-Spektrum-Störungen verstärkt, die eine erhöhte Nachfrage nach speziell geschultem Personal hervorrufen (vgl. SALO PARTNER 2023). Dies verdeutlicht die Notwendigkeit, sowohl intern durch Fortbildungsprogramme als auch extern durch den Einbezug von Expert*innen die Qualität der Betreuung zu sichern.

Strukturelle Barrieren erschweren die Umsetzung ganzheitlicher Behandlungsstrategien erheblich, da es oft an interdisziplinärer Zusammenarbeit zwischen medizinischen, psychologischen und sozialen Fachdisziplinen mangelt. Dieser fehlende fachübergreifende Austausch behindert die Entwicklung umfassender Rehabilitationspläne, die auf die komplexen Bedürfnisse von Asperger-Autist*innen abgestimmt sind (vgl. SALO PARTNER 2023). Insbesondere separate Fachdisziplinen, die unabhängig voneinander arbeiten, führen zu einer fragmentierten Betreuung, bei der wichtige Informationen nicht ausreichend geteilt werden (vgl. Brooke et al. 2018). Erfolgreiche Modelle wie AuReA@SALO zeigen jedoch, dass interdisziplinäre Teams, die soziale, berufliche und medizinische Ansätze kombinieren, eine deutliche Verbesserung der Behandlungsqualität und der beruflichen Integration ermöglichen können (vgl. SALO PARTNER 2023). Um solche Ansätze flächendeckend zu implementieren, bedarf es jedoch einer stärkeren institutionellen Förderung und besserer Vernetzung zwischen den Fachbereichen.

Ein weiteres Problem liegt in der "unsichtbaren" Natur von Autismus-Spektrum-Störungen und psychosomatischen Erkrankungen, die dazu führt, dass die spezifischen Bedürfnisse der Betroffenen oft nicht

erkannt werden. Viele Fachkräfte in Rehabilitationseinrichtungen verfügen nicht über ausreichendes
Wissen zu den besonderen Herausforderungen,
wie etwa sensorische Überempfindlichkeiten oder
soziale Interaktionsschwierigkeiten, wodurch die
Maßnahmen nicht immer adäquat auf die Zielgruppe abgestimmt sind (vgl. Aman 2005). Brooke
et al. (2018) betonen, dass fehlendes Verständnis
sowohl die Motivation der Betroffenen als auch die
Wirksamkeit der Rehabilitation negativ beeinflussen
kann. Sensibilisierungsmaßnahmen sowie spezifisch auf Asperger-Autist*innen abgestimmte Schulungen für Fachkräfte könnten hierbei Abhilfe schaffen und die Qualität der Angebote nachhaltig verbessern (vgl. SALO PARTNER 2023).

Darüber hinaus bestehen erhebliche regionale Unterschiede in der Verfügbarkeit spezialisierter Rehabilitationsangebote. Während spezialisierte Einrichtungen in städtischen Gebieten konzentriert sind,
fehlen in ländlichen Regionen häufig geeignete Angebote, wodurch Betroffene lange Anfahrtswege in

Kauf nehmen müssen (vgl. SALO PARTNER 2023; Diesterhöft et al. 2011). Diese ungleiche Verteilung führt nicht nur zu einer erschwerten Erreichbarkeit, sondern erhöht auch die Wartezeiten und kann somit die Gesamteffektivität der Rehabilitation beeinträchtigen (vgl. Autismus Mosel-Eifel-Hunsrück e.V. 2014). Regionale Förderprogramme könnten genutzt werden, um eine gleichmäßigere Verteilung der Angebote sicherzustellen (vgl. Bayerisches Staatsministerium für Familie, Arbeit und Soziales 2022). Dies würde nicht nur die Versorgung verbessern, sondern auch die soziale und gesundheitliche Ungleichheit reduzieren.

Ein zusätzliches Hindernis stellt der bürokratische Aufwand dar, der sowohl für Anbieter als auch für Betroffene eine Belastung darstellt. Die komplexen rechtlichen Anforderungen und die oft langwierigen Genehmigungsverfahren für Maßnahmen zur medizinischen Rehabilitation erschweren die Umsetzung innovativer Projekte und binden wertvolle personelle Ressourcen (vgl. Fong et al. 2021; Wehman et al. 2012). Laut SALO PARTNER (2023) stellen umfangreiche Dokumentationen sowie die Notwendigkeit, mehrere ärztliche Stellungnahmen einzuholen, eine erhebliche Herausforderung dar. Effizienzsteigerung könnte durch die Einführung digitaler Plattformen und standardisierter Antragsverfahren erzielt werden, wie Beispiele aus anderen medizinischen Bereichen zeigen (vgl. Bayerisches Staatsministerium für Familie, Arbeit und Soziales 2022). Eine stärkere Kooperation zwischen Sozialversicherungsträgern und Rehabilitationseinrichtungen ist ebenfalls erforderlich, um den administrativen Aufwand zu minimieren und den Fokus auf die Kernaufgaben zu legen (vgl. Frese 2017).

Zusammenfassend zeigt sich, dass Anbieter von Leistungen zur medizinischen Rehabilitation mit vielfältigen finanziellen, personellen und strukturellen Herausforderungen konfrontiert sind. Diese Probleme erfordern umfassende Reformen, um die Qualität und Verfügbarkeit der Angebote zu verbessern und den spezifischen Bedürfnissen von erwerbstätigen Asperger-Autist*innen mit psychosomatischen Erkrankungen gerecht zu werden.

5.2 Herausforderungen für erwerbstätige Asperger-Autisten

Erwerbstätige Asperger-Autist*innen stoßen häufig auf vielfältige Herausforderungen beim Zugang zur medizinischen Rehabilitation, die nicht nur durch gesellschaftliche, sondern auch durch strukturelle und institutionelle Barrieren verstärkt werden. Ein wesentliches Problem ist die unsichtbare Natur von Autismus-Spektrum-Störungen, die dazu führt, dass spezifische Bedürfnisse von Betroffenen oftmals nicht erkannt oder unterschätzt werden. Diese Unsichtbarkeit erschwert es, die besonderen Anforderungen erwerbstätiger Asperger-Autist*innen angemessen zu priorisieren, sodass sie in standardisierten Rehabilitationsprogrammen oftmals unberücksichtigt bleiben. Dies zeigt sich insbesondere in der mangelnden Sichtbarkeit ihrer Behinderung und der damit verbundenen Tendenz, ihren Bedarf als weniger dringlich oder notwendig einzustufen, was wiederum die Anpassung bestehender Programme erschwert (vgl. Canonica 2024). Arbeitgeber*innen, medizinisches Personal und Fachkräfte in Rehabilitationseinrichtungen mangelt es oft an einem klaren Verständnis für die Bedürfnisse dieser Zielgruppe. Solche Defizite könnten durch die Einführung verpflichtender Sensibilisierungsprogramme behoben werden, die den Fachkräften helfen, unsichtbare Symptome besser wahrzunehmen und geeignete Unterstützungsmaßnahmen einzuleiten (vgl. Brooke et al. 2018).

Ein weiteres zentrales Problem stellen sensorische Überempfindlichkeiten dar, die erwerbstätige Asperger-Autist*innen nicht nur in ihrem Arbeitsalltag, sondern auch in Rehabilitationsumgebungen erheblich belasten können. Sensorische Reize wie

Lärm oder grelles Licht führen oft zu chronischem Stress, der psychosomatische Beschwerden wie Magen-Darm-Probleme oder Herz-Kreislauf-Störungen hervorrufen oder verschärfen kann (vgl. Ruiz-Robledillo/Moya-Albiol 2013). Diese Belastungen machen es für Betroffene häufig schwierig, effektiv an Rehabilitationsprogrammen teilzunehmen. Besonders problematisch ist, dass viele Einrichtungen nicht auf die sensorischen Bedürfnisse dieser Zielgruppe ausgerichtet sind. Die Implementierung sensorisch gerechter Umgebungen, beispielsweise durch schallgedämmte Räume oder individuell regulierbare Lichtverhältnisse, könnte die Teilnahmebereitschaft und -fähigkeit erheblich verbessern (vgl. Hawkins 2017). Rehabilitationsfachkräfte müssten zudem stärker für die Auswirkungen sensorischer Überempfindlichkeiten sensibilisiert werden, um barrierefreie und effektive Maßnahmen zu entwickeln (vgl. Bader et al. 2018).

Neben sensorischen Herausforderungen sind es oft

die bürokratischen Hürden, die erwerbstätige Asperger-Autist*innen daran hindern, notwendige medizinische Rehabilitationsleistungen in Anspruch zu nehmen. Die Komplexität der gesetzlichen Regelungen, etwa die Unterscheidung zwischen Ansprüchen nach verschiedenen Sozialgesetzbüchern wie dem SGB IX und SGB XII, stellt eine erhebliche Herausforderung dar (vgl. Mertens/Meyer 2007). Für viele Betroffene ist es äußerst schwierig, die Anforderungen der Antragsverfahren zu verstehen und die notwendigen Schritte zu initiieren. Hinzu kommen lange Wartezeiten bei der Bewilligung von Leistungen, die dazu führen können, dass sich der Gesundheitszustand der Betroffenen weiter verschlechtert (vgl. Bayerisches Staatsministerium für Familie, Arbeit und Soziales 2022). Eine übermäßige Nachweispflicht, beispielsweise die Vorlage mehrerer ärztlicher Gutachten, stellt eine zusätzliche Belastung dar (vgl. Landratsamt Bodenseekreis 2022). Die Digitalisierung und Vereinfachung dieser Antragsverfahren könnte maßgeblich dazu beitragen, Bürokratie abzubauen und den Zugang zu Rehabilitationsmaßnahmen zu erleichtern (vgl. Diesterhöft/Holtze/Löprich 2011).

Ein ebenfalls bedeutender Aspekt ist die soziale Interaktion, die für viele erwerbstätige Asperger-Autist*innen eine erhebliche Herausforderung darstellt. Kommunikationsprobleme wie die wörtliche Interpretation von Sprache oder Schwierigkeiten, nonverbale Signale zu deuten, führen häufig zu Missverständnissen mit Kolleg*innen oder Fachkräften in Rehabilitationszentren (vgl. Bader et al. 2018). Diese Missverständnisse tragen nicht nur zur sozialen Isolation der Betroffenen bei, sondern können auch ihre Motivation und Teilnahmebereitschaft an Rehabilitationsmaßnahmen negativ beeinflussen (vgl. Canonica 2024). Unterstützungsmaßnahmen wie Job-Coaches oder Kommunikationstrainings könnten hier Abhilfe schaffen und die Integration in Rehabilitationsprogramme erleichtern (vgl. Hawkins 2017). Gleichzeitig wäre ein unterstützendes Umfeld, das empathisch auf die individuellen

Kommunikationsbedürfnisse eingeht, essenziell, um die Effektivität solcher Maßnahmen zu erhöhen (vgl. Brooke et al. 2018).

Ein wichtiger Faktor, der die Wirksamkeit der medizinischen Rehabilitation für erwerbstätige Asperger-Autist*innen erheblich beeinträchtigt, ist die mangelnde Sensibilisierung und Schulung von Fachkräften. Viele Fachkräfte in Rehabilitationszentren sind nicht ausreichend ausgebildet, um autismus-spezifische Bedürfnisse zu erkennen und darauf zu reagieren. Dies führt zu einem eklatanten Defizit an individuell angepassten Therapieansätzen, was die Wirksamkeit der Rehabilitationsmaßnahmen signifikant verringert (vgl. Bader et al. 2018). Fortbildungsprogramme, die gezielt auf die sensorischen, sozialen und kommunikativen Herausforderungen von Asperger-Autist*innen eingehen, könnten die Kompetenz des Fachpersonals signifikant steigern (vgl. Zbinden-Salzmann 2023). Darüber hinaus könnte die Zusammenarbeit mit spezialisierten Fachkräften und Expert*innen auf dem Gebiet des

Autismus die Qualität der Rehabilitationsangebote deutlich erhöhen (vgl. Hawkins 2017).

Psychosomatische Erkrankungen wie Depressionen und Angststörungen, die bei erwerbstätigen Asperger-Autist*innen häufig auftreten, stellen eine zusätzliche Belastung dar und verhindern oft eine nachhaltige Arbeitsfähigkeit. Diese Erkrankungen stehen in engem Zusammenhang mit den sozialen und sensorischen Herausforderungen, mit denen Betroffene am Arbeitsplatz konfrontiert werden (vgl. Brooke et al. 2018). Dennoch zeigt sich, dass psychosomatische Beschwerden in Rehabilitationsprogrammen häufig nicht ausreichend berücksichtigt werden, was dazu führt, dass sich viele Betroffene nicht ausreichend unterstützt fühlen (vgl. Hawkins 2017). Interdisziplinäre Ansätze, die sowohl psychische als auch somatische Symptome gleichzeitig adressieren, könnten hier entscheidende Verbesserungen bringen. Besonders integrative Therapieansätze, die psychologische Beratung mit sozialer und beruflicher Unterstützung kombinieren, bieten ein

erhebliches Potenzial, um die berufliche Wiedereingliederung effektiv zu fördern (vgl. Aman 2005).

Abschließend lässt sich feststellen, dass erwerbstätige Asperger-Autist*innen wegen vielfältiger Hürden oft unzureichenden Zugang zu wirksamen medizinischen Rehabilitationsleistungen erhalten. Es
bedarf daher umfassender Reformen und gezielter
Maßnahmen, um die bestehenden Programme an
die spezifischen Bedürfnisse dieser Zielgruppe anzupassen und barrierefreier zu gestalten.

5.3 Gesetzliche und institutio-
nelle Barrieren

Die gesetzlichen Anspruchsvoraussetzungen für
Leistungen zur medizinischen Rehabilitation in
Deutschland erweisen sich als äußerst vielschichtig
und komplex, was insbesondere bei der Abgren-

zung der Zuständigkeiten verschiedener Leistungsträger zu erheblichen Herausforderungen führt.
Diese Problematik ist besonders relevant für erwerbstätige Asperger-Autist*innen, die an psychosomatischen Erkrankungen leiden. Die Unterscheidung zwischen Leistungen der Eingliederungshilfe
nach SGB VIII oder SGB XII und den medizinischen
Rehabilitationsleistungen nach SGB IX verdeutlicht
die Unsicherheiten, sowohl für die Betroffenen als
auch für die Leistungsträger (vgl. Frese 2017). Insbesondere der Vorrang bestimmter Leistungen verstärkt die Komplexität der Antragstellung und führt
häufig zu Verzögerungen bei der Bewilligung notwendiger Maßnahmen. Diese Unsicherheit könnte
durch klarere gesetzliche Abgrenzungen und eine
einheitliche Koordination der Leistungsträger erheblich reduziert werden, um eine effizientere Versorgung zu gewährleisten (vgl. Mertens/Meyer
2007).

Darüber hinaus stellt die bürokratische Gestaltung
der Antragsverfahren eine erhebliche Belastung für

Asperger-Autist*innen dar. Die Anforderungen an umfangreiche medizinische Nachweise, wie sie von den Leistungsträgern gefordert werden, machen die Antragstellung nicht nur zeitintensiv, sondern führen oft auch zu zusätzlichen Stressfaktoren für die Betroffenen (vgl. Bayerisches Staatsministerium für Familie, Arbeit und Soziales 2022). Dies wird durch lange Bearbeitungszeiten weiter verschärft, die dazu beitragen, dass notwendige Maßnahmen zu spät eingeleitet werden. Die Einführung digitalisierter Prozesse und standardisierter Antragsformulare könnte hier Abhilfe schaffen und die Effizienz der Bearbeitung verbessern. Eine Vereinfachung der Nachweispflichten in Verbindung mit verständlicheren Antragsverfahren würde nicht nur den Zugang zu Rehabilitationsleistungen erleichtern, sondern auch die Transparenz für die Betroffenen erhöhen (vgl. Mertens/Meyer 2007).

Die Finanzierung spezifisch auf Autismus-Spektrum-Störungen ausgerichteter Maßnahmen stellt ein weiteres zentrales Problem dar. Viele der bewährten Ansätze, wie beispielsweise die TEACCH-Methode, werden nicht flächendeckend angeboten, da sie mit hohen Kosten verbunden sind, die oft nur teilweise von den Sozialversicherungsträgern übernommen werden (vgl. Aman 2005; Frese 2017). Diese unzureichende Finanzierung schränkt die Verbreitung dieser effektiven Programme erheblich ein. Eine stärkere finanzielle Unterstützung durch die Krankenkassen und Rentenversicherungen könnte die Implementierung solcher Ansätze fördern und somit die langfristige Rehabilitationserfolge verbessern. Gesetzliche Änderungen, die die Finanzierung bewährter Methoden wie der TEACCH-Methode sicherstellen, könnten sowohl die Qualität als auch die Verfügbarkeit der Angebote für Betroffene erheblich steigern (vgl. Frese 2017).

Die institutionellen Barrieren, die durch mangelnde Sensibilisierung und Spezialisierung der Leistungsträger entstehen, sind ebenfalls ein wesentlicher

Faktor, der die Effektivität der medizinischen Rehabilitation für Asperger-Autist*innen beeinträchtigt. Die unsichtbare Natur von Autismus-Spektrum-Störungen und die damit verbundenen spezifischen Bedürfnisse, wie sensorische Überempfindlichkeiten oder soziale Interaktionsprobleme, werden in vielen Fällen nicht ausreichend berücksichtigt (vgl. Spillers et al. 2014). Dies führt dazu, dass die angebotenen Maßnahmen oftmals nicht individuell angepasst sind. Die Einführung verpflichtender Schulungsprogramme für Fachkräfte könnte dazu beitragen, das notwendige Fachwissen zu vermitteln, um die Betreuung von Asperger-Autist*innen stärker auf deren spezifische Bedürfnisse abzustimmen (vgl. Brooke et al. 2018). Eine intensivere Zusammenarbeit zwischen Rehabilitationszentren und spezialisierten Beratungsstellen könnte zudem die Entwicklung passgenauer Behandlungspläne fördern und somit die Qualität der Rehabilitation nachhaltig verbessern (vgl. Spillers et al. 2014).

Regionale Unterschiede in der Verfügbarkeit spezialisierter Rehabilitationsangebote führen zu erheblichen Ungleichheiten in der Versorgung. Während in städtischen Gebieten spezialisierte Kliniken und Programme oft leicht zugänglich sind, fehlen in ländlichen Regionen entsprechende Angebote fast vollständig (vgl. Bayerisches Staatsministerium für Familie, Arbeit und Soziales 2022). Dies bringt für Betroffene zusätzliche Belastungen mit sich, wie lange Anfahrtswege oder den Verzicht auf notwendige Maßnahmen. Regionale Förderprogramme könnten hier Abhilfe schaffen, indem sie den Aufbau spezialisierter Einrichtungen in ländlichen Gegenden fördern oder mobile Rehabilitationsangebote etablieren. Digitale Vernetzungsansätze könnten ebenfalls genutzt werden, um den Zugang zu spezialisierten Angeboten unabhängig vom Standort der Betroffenen zu erleichtern (vgl. Aman 2005).

Die parallelen Zuständigkeiten unterschiedlicher Leistungsträger wie Kranken-, Rentenversicherungen oder Sozialhilfe stellen eine zusätzliche Hürde dar. Konflikte über die Zuständigkeit für die Finanzierung und Durchführung von Maßnahmen führen häufig zu Verzögerungen und einer ineffizienten Versorgung (vgl. Mertens/Meyer 2007). Die mangelnde Abstimmung zwischen den Trägern verhindert zudem die Entwicklung ganzheitlicher Behandlungsansätze, die den komplexen Bedürfnissen von erwerbstätigen Asperger-Autist*innen gerecht werden könnten (vgl. Frese 2017). Interdisziplinäre Teams, bestehend aus Vertreter*innen aller relevanten Leistungsträger, könnten hier Abhilfe schaffen und sicherstellen, dass Zuständigkeiten klar definiert werden und notwendige Maßnahmen zügig umgesetzt werden.

Abschließend zeigt sich, dass die gesetzlichen und institutionellen Barrieren sowohl den Zugang als auch die Qualität der medizinischen Rehabilitation für erwerbstätige Asperger-Autist*innen erheblich beeinträchtigen. Es bedarf umfassender Reformen, um eine effiziente, flächendeckende und individuell angepasste Versorgung sicherzustellen.

6. Handlungsempfehlungen zur Verbesserung und Ausweitung der Leistungen zur medizinischen Rehabilitation für erwerbstätige Asperger-Autisten mit psychosomatischen Erkrankungen

In diesem Abschnitt werden gezielte Maßnahmen vorgestellt, um die bestehenden Angebote zur medizinischen Rehabilitation für erwerbstätige Asperger-Autist*innen mit psychosomatischen Erkrankungen zu verbessern und auszubauen. Im Fokus stehen die Optimierung bestehender Programme, die Schaffung zusätzlicher spezialiserter Angebote sowie gesetzliche Rahmenbedingungen, die eine nachhaltige und gerechte Versorgung sicherstellen. Die Empfehlungen zielen darauf ab, die Integration dieser Zielgruppe in den Arbeitsmarkt zu fördern und die Lebensqualität langfristig zu erhöhen. Dies geschieht im Kontext der vorhergehenden Kapitel, die die Notwendigkeit solcher Maßnahmen und die aktuellen Herausforderungen im Rehabilitationssystem beleuchtet haben.

6.1 Verbesserung bestehender Angebote

Die Verbesserung bestehender Angebote im Bereich der medizinischen Rehabilitation erwerbstätiger Asperger-Autist*innen mit psychosomatischen Erkrankungen stellt eine zentrale Aufgabe dar, um deren berufliche und soziale Integration nachhaltig zu fördern. Dabei erfordert die Einführung individueller Therapieansätze wie der TEACCH-Methode besondere Aufmerksamkeit. Diese Methode hat sich als evidenzbasierter Ansatz bewährt, der strukturierte Lernmethoden verwendet, um die spezifischen Bedürfnisse von Menschen mit Autismus-

Spektrum-Störungen zu adressieren. Durch visuell unterstützte und individuell anpassbare Techniken kann die soziale Interaktion sowie die Kommunikationsfähigkeit der Betroffenen deutlich verbessert werden (vgl. Aman 2005; Brooke et al. 2018). Besonders hervorzuheben ist die Flexibilität dieses Ansatzes, die eine zielgerichtete Behandlung sensorischer Überempfindlichkeiten ermöglicht, die häufig eine erhebliche Belastung für Asperger-Autist*innen darstellen (vgl. Zbinden-Salzmann 2023). Dennoch ist die TEACCH-Methode in Deutschland nicht flächendeckend verfügbar, was auf finanzielle und strukturelle Barrieren zurückzuführen ist. Um die langfristige Effektivität der Methode sicherzustellen, sind umfangreiche Evaluationsstudien notwendig, die speziell ihren Nutzen im Kontext der medizinischen Rehabilitation für diese Zielgruppe untersuchen (vgl. Carlton et al. 2021). Die Autismusstrategie des Bayerischen Staatsministeriums zeigt, dass regionale Fördermaßnahmen den Zugang zu solchen spezialisierten Programmen erheblich verbessern könnten (vgl. Bayerisches

Staatsministerium für Familie, Arbeit und Soziales 2022).

Die Etablierung interdisziplinärer Teams in Rehabilitationszentren könnte maßgeblich dazu beitragen, die Qualität der Betreuung zu steigern. Die Zusammenarbeit zwischen medizinischen, psychologischen und sozialen Fachkräften ermöglicht es, ganzheitliche Behandlungsansätze zu entwickeln, die sowohl psychosomatische Beschwerden als auch autismspezifische Einschränkungen berücksichtigen (vgl. Sansosti et al. 2017). Diese Teams fördern die Erstellung maßgeschneiderter Therapiepläne, die den individuellen Bedürfnissen erwerbstätiger Asperger-Autist*innen gerecht werden (vgl. Fong et al. 2021). Allerdings sind interdisziplinäre Teams mit hohen Kosten verbunden, wodurch zusätzliche finanzielle Unterstützung seitens der Sozialversicherungsträger notwendig wäre. Langfristig könnten solche Investitionen nicht nur die Effektivität der Rehabilitation steigern, sondern auch volkswirtschaftliche Vorteile durch die verbesserte

Arbeitsfähigkeit der Betroffenen generieren (vgl. Bayerisches Staatsministerium für Familie, Arbeit und Soziales 2022). Regelmäßige Fortbildungen für die Teammitglieder sind essenziell, um sicherzustellen, dass die angewandten Therapieansätze den neuesten wissenschaftlichen Erkenntnissen entsprechen (vgl. Wehman et al. 2012). Zudem zeigt die Erfahrung, dass solche Teams eine stärkere berufliche Wiedereingliederung ermöglichen, da sie den Übergang vom Rehabilitationsprozess in den Arbeitsalltag besser begleiten können (vgl. Brooke et al. 2018).

Die Durchführung regionaler Sensibilisierungsprogramme für Fachkräfte in Rehabilitationszentren stellt eine weitere wichtige Maßnahme dar, um die „unsichtbare" Natur von Autismus-Spektrum-Störungen und psychosomatischen Erkrankungen zu adressieren. Solche Programme könnten Vorurteile abbauen und die Effektivität der Zusammenarbeit zwischen Fachpersonal und Betroffenen fördern (vgl. Brooke et al. 2018). Workshops und Schulungen, die praxisnahe Fallstudien und Beispiele einbeziehen, ermöglichen es den Fachkräften, ein ganzheitliches Verständnis für die Herausforderungen erwerbstätiger Asperger-Autist*innen zu entwickeln (vgl. Spillers et al. 2014). Die Erkenntnisse aus bereits erfolgreich implementierten Programmen in anderen Ländern könnten als Grundlage für die Entwicklung solcher Initiativen in Deutschland dienen (vgl. Sansosti et al. 2017). Regionale Initiativen sollten darüber hinaus eine stärkere Kooperation mit Arbeitgeber*innen und sozialen Organisationen umfassen, um die soziale und berufliche Integration der Betroffenen zu fördern (vgl. SALO PARTNER 2023). Regelmäßige Evaluationen sind notwendig, um die Effektivität solcher Sensibilisierungsprogramme zu messen und sicherzustellen, dass sie den spezifischen Bedürfnissen der Zielgruppe gerecht werden (vgl. Fong et al. 2021).

Die Reduzierung sensorischer Barrieren durch Anpassungen in den Rehabilitationsumgebungen ist von zentraler Bedeutung. Studien zeigen, dass sensorische Überempfindlichkeiten bei Asperger-Autist*innen häufig zu chronischem Stress führen, der die Wirksamkeit von Rehabilitationsmaßnahmen erheblich beeinträchtigen kann (vgl. Hawkins 2017). Der Einsatz von schalldämpfenden Materialien und individuell regulierbarer Beleuchtung kann einen entscheidenden Beitrag dazu leisten, die Belastung für die Betroffenen zu verringern (vgl. Bader et al. 2018). Rückzugsräume, die eine kurze sensorische Pause ermöglichen, haben sich als besonders effektiv erwiesen, um die Teilnahmemotivation der Betroffenen zu erhöhen (vgl. Ruiz-Robledillo/Moya-Albiol 2013). Leitlinien und Best-Practice-Beispiele könnten den Rehabilitationszentren helfen, sensorisch gerechte Umgebungen zu schaffen, die nicht nur den Bedürfnissen von Asperger-Autist*innen, sondern auch anderen Gruppen mit sensorischen oder neurologischen Herausforderungen gerecht werden (vgl. SALO PARTNER 2023). Zusätzliche Sensibilisierungsmaßnahmen für Fachkräfte sind erforderlich, um ein besseres Verständnis für die

Auswirkungen sensorischer Stressoren zu vermitteln und deren Minimierung zu fördern (vgl. Brooke et al. 2018).

Eine verbesserte finanzielle Förderung spezifischer Rehabilitationsangebote durch Sozialversicherungsträger ist unerlässlich, um den Zugang zu wirksamen Ansätzen wie der TEACCH-Methode sicherzustellen. Die derzeit unzureichende Finanzierung hindert viele Einrichtungen daran, bewährte Programme flächendeckend anzubieten (vgl. Frese 2017). Eine klare Regelung zur Kostenübernahme durch die Leistungsträger könnte nicht nur den Zugang erleichtern, sondern auch die Verbreitung solcher Programme fördern (vgl. Mertens/Meyer 2007). Langfristig würden diese Investitionen die volkswirtschaftlichen Kosten durch Arbeitsausfälle und Langzeiterkrankungen senken und somit auch eine nachhaltige finanzielle Entlastung bewirken (vgl. Hawkins 2017). Neben der Stärkung bestehender Programme könnten finanzielle Ressourcen für die Entwicklung weiterer innovativer Ansätze genutzt werden, die gezielt auf die besonderen Herausforderungen von Asperger-Autist*innen mit psychosomatischen Erkrankungen eingehen (vgl. Brooke et al. 2018). Eine gesetzliche Verankerung der Kostenübernahme würde zudem sicherstellen, dass spezialisierte Programme langfristig gesichert und weiterentwickelt werden können (vgl. Frese 2017).

Praxisorientierte Fortbildungen und Weiterbildungsmaßnahmen für Rehabilitationspersonal sind von entscheidender Bedeutung, um die Betreuung von erwerbstätigen Asperger-Autist*innen mit psychosomatischen Erkrankungen zu optimieren. Diese Programme sollten sich auf spezifische Herausforderungen wie sensorische Überempfindlichkeiten, Kommunikationsschwierigkeiten und psychosomatische Beschwerden konzentrieren (vgl. Fong et al. 2021). Regelmäßige Schulungen, die auf neuesten wissenschaftlichen Erkenntnissen basieren, könnten nicht nur die Qualität der Rehabilitation verbessern, sondern auch die Burnout-Rate von Fachkräften reduzieren, indem diese mehr Sicherheit im Umgang mit komplexen Fällen gewinnen (vgl. Sansosti et al. 2017). Interdisziplinär gestaltete Weiterbildungen fördern die Zusammenarbeit zwischen verschiedenen Fachrichtungen und erhöhen die Effizienz der Rehabilitationsmaßnahmen (vgl. Brooke et al. 2018). Gesetzliche Regelungen, die die Teilnahme an solchen Weiterbildungen verpflichtend machen, könnten sicherstellen, dass Fachkräfte kontinuierlich auf dem aktuellen Stand bleiben und innovative Ansätze anwenden (vgl. Frese 2017). Die Anwendung von Methoden wie der TEACCH-Methode sollte integraler Bestandteil solcher Weiterbildungsprogramme sein, um deren Wirksamkeit zu institutionalisieren (vgl. Wehman et al. 2016).

Zusammenfassend zeigt sich, dass die Verbesserung bestehender Angebote zur medizinischen Rehabilitation von erwerbstätigen Asperger-Autist*innen mit psychosomatischen Erkrankungen ein multidimensionaler Ansatz ist, der spezialisierte Therapieansätze, interdisziplinäre Zusammenarbeit, Sensibilisierungsmaßnahmen und finanzielle Unterstützung gleichermaßen umfasst.

6.2 Schaffung zusätzlicher Angebote

Die Schaffung spezialisierter Rehabilitationsprogramme für erwerbstätige Asperger-Autist*innen erfordert eine gezielte Berücksichtigung sensorischer Überempfindlichkeiten, da diese eine erhebliche Belastung im Arbeits- und Therapiealltag darstellen können. Sensorische Anpassungen wie der Einsatz von schalldämpfenden Materialien und optimierten Lichtverhältnissen haben sich als besonders wirksam erwiesen, um Stressfaktoren zu minimieren und den Fokus auf therapeutische Ziele zu erhöhen. Schalldämpfende Materialien wie Teppiche oder spezielle Wandpaneele können dazu beitragen, die Lärmpegel in Arbeits- und Rehabilitationsumgebungen signifikant zu reduzieren, was die Produktivität und das Wohlbefinden der Betroffenen steigert (vgl. Hawkins 2017). Ebenso ist die Optimierung der Lichtverhältnisse durch dimmbare oder blendfreie Beleuchtung eine effektive Maßnahme zur Verringerung von Reizüberflutung (vgl. Bader et al. 2018). Entscheidend ist dabei die flexible Gestaltung der Umgebung, die Rückzugsräume einschließt, um Betroffenen bei Bedarf sensorische Pausen zu ermöglichen (vgl. Paul et al. 2023). Die aktive Einbeziehung von Asperger-Autist*innen in den Planungsprozess solcher Programme ist essenziell, um sicherzustellen, dass die Maßnahmen den tatsächlichen Bedürfnissen entsprechen. Dieser partizipative Ansatz erhöht nicht nur die Akzeptanz der Programme, sondern trägt auch maßgeblich zu ihrer Effektivität bei (vgl. Kirschnick o.J.).

Regionale Netzwerke, die auf dem Konzept der Unterstützungskreise basieren, können eine nachhaltige Stabilisierung von erwerbstätigen Asperger-Autist*innen fördern, indem sie soziale Netzwerke und beratende Strukturen gezielt einbinden. Unterstützungskreise, wie sie von Kirschnick beschrieben werden, stärken die soziale Integration, indem sie ein Netzwerk aus Unterstützenden schaffen, das berufliche und persönliche Herausforderungen kompensieren kann (vgl. Kirschnick o.J.). Hierbei ist es wichtig, lokale Gegebenheiten und bestehende soziale Dienste sowie die Einbindung von Familienangehörigen und Arbeitgeber*innen zu berücksichtigen, um eine nachhaltige Unterstützung sicherzustellen (vgl. Brooke et al. 2018). Neben der beruflichen Unterstützung sollten solche Netzwerke auch soziale Kompetenzen fördern und psychosoziale Hilfe bereitstellen, da dies Isolation verhindern und die gesellschaftliche Teilhabe stärken kann (vgl. Sansosti et al. 2017). Empirische Belege zeigen, dass Unterstützungskreise in verschiedenen Kontexten, insbesondere bei Menschen mit Autismus-Spektrum-Störungen, eine signifikante Wirkung auf die soziale und berufliche Integration haben (vgl. Kirschnick o.J.). Um die Effektivität solcher Netzwerke sicherzustellen, ist die Sensibilisierung relevanter Akteur*innen, wie Arbeitsgeber*innen und sozialer Einrichtungen, essenziell (vgl. Wehman et al. 2012).

Arbeitsplatznahe Rehabilitationsprogramme, die direkt auf die spezifischen Herausforderungen am Arbeitsplatz zugeschnitten sind, bieten großes Potenzial, die berufliche Stabilität und Integration von Asperger-Autist*innen zu fördern. Solche Programme sollten auf die Verbesserung von Kommunikationsfähigkeiten sowie sozialer Integration abzielen, da dies zentrale Herausforderungen im Arbeitsalltag dieser Zielgruppe sind (vgl. Wehman et al. 2016). Die Präsenz eines Job-Coaches vor Ort kann dabei helfen, Kommunikationshürden abzubauen und Strategien für einen respektvollen Dialog mit Kolleg*innen zu entwickeln (vgl. Brooke et al. 2018). Studien belegen, dass arbeitsplatzorientierte Interventionen langfristige positive Auswirkungen auf die

Beschäftigungsfähigkeit haben, insbesondere wenn sie auf pädagogische, therapeutische und supervisorische Elemente zurückgreifen (vgl. Sansosti et al. 2017). Darüber hinaus sollten solche Programme auch sensorische Aspekte berücksichtigen und die Arbeitsumgebung entsprechend anpassen, um Stressfaktoren wie Lärm und unangenehme Lichtverhältnisse zu minimieren (vgl. Zbinden-Salzmann 2023). Die Zusammenarbeit mit Unternehmen, die bereit sind, ihre Arbeitsplätze inklusiv zu gestalten, ist dabei von zentraler Bedeutung. Solche Kooperationen ermöglichen nicht nur die erfolgreiche Umsetzung der Programme, sondern tragen auch zur Schaffung eines unterstützenden Arbeitsumfelds bei (vgl. Wehman et al. 2016).

Die Förderung der interdisziplinären Zusammenarbeit in spezialisierten Rehabilitationszentren ist ein wesentlicher Ansatz, um die individuellen Bedürfnisse von Asperger-Autist*innen mit psychosomatischen Erkrankungen zu adressieren. Interdisziplinäre Teams, bestehend aus Expert*innen der Medizin, Psychologie, Sozialpädagogik und Berufsintegration, ermöglichen eine ganzheitliche Betrachtung und Behandlung, die sowohl physische als auch psychosoziale Herausforderungen berücksichtigt (vgl. Sansosti et al. 2017). Die enge Kooperation zwischen den verschiedenen Fachbereichen reduziert das Risiko unkoordinierter Maßnahmen und fördert die Entwicklung maßgeschneiderter Therapieansätze, wie beispielsweise den Einsatz der TEACCH-Methode (vgl. Aman 2005). Darüber hinaus bieten solche Zentren eine Plattform zur Entwicklung innovativer Therapien und Programme, deren Ergebnisse systematisch dokumentiert und evaluiert werden können, um bewährte Praktiken zu identifizieren und die Qualität der Rehabilitation kontinuierlich zu verbessern (vgl. Brooke et al. 2018). Die Zusammenarbeit mit Arbeitgeber*innen und die Einbindung in den beruflichen Wiedereinstieg sind weitere Schlüsselfaktoren für den Erfolg solcher Zentren, da sie dazu beitragen, die berufliche Wiedereingliederung zu erleichtern (vgl.

Wehman et al. 2012).

Langfristige Unterstützungsstrategien, die eine schrittweise Reduktion intensiver Betreuungsmaßnahmen vorsehen, haben sich in Programmen für unterstützte Beschäftigung als besonders effektiv erwiesen, um eine nachhaltige Eingliederung zu fördern. Diese Strategien sollten flexibel gestaltet sein, um individuell auf die Fortschritte und Bedürfnisse der Betroffenen eingehen zu können (vgl. Wehman et al. 2012). Kontinuierliches Coaching und regelmäßige Evaluierungen sind dabei entscheidend, um die Anpassungsfähigkeit der Betroffenen zu fördern und Rückfälle in stressbedingte Problemlagen zu vermeiden (vgl. Hawkins 2017). Der schrittweise Aufbau von Berufskompetenzen, wie er in unterstützenden Beschäftigungsprogrammen umgesetzt wird, bietet zudem eine bewährte Grundlage zur langfristigen Stabilisierung (vgl. Brooke et al. 2018). Ergänzende Schulungen für Arbeitgeber*innen können dabei helfen, ein besseres Verständnis für die

Herausforderungen und Stärken von Asperger-Autist*innen zu entwickeln und die Akzeptanz am Arbeitsplatz zu erhöhen (vgl. Sansosti et al. 2017). Flexible Übergänge, die den Zugang zu unterstützenden Netzwerken bei Bedarf weiterhin ermöglichen, sind besonders wichtig, um die berufliche Stabilität langfristig sicherzustellen (vgl. Wehman et al. 2012).

Spezialisierte Fortbildungsmaßnahmen für Rehabilitationsfachkräfte sind von entscheidender Bedeutung, um die Wirksamkeit der Rehabilitation für erwerbstätige Asperger-Autist*innen mit psychosomatischen Erkrankungen spürbar zu verbessern. Die Schulung der Fachkräfte sollte praxisorientierte Module umfassen, die sich auf die spezifischen sozialen, kommunikativen und sensorischen Bedürfnisse der Zielgruppe konzentrieren (vgl. Brooke et al. 2018). Themen wie der Umgang mit unsichtbaren Behinderungen und psychosomatischen Beschwerden müssen ebenfalls integriert werden, um ein ganzheitliches Bewusstsein bei den Fachkräften zu fördern (vgl. Sansosti et al. 2017). Regelmäßige Weiterbildungen sind essenziell, um sicherzustellen, dass die angewandten Therapieansätze den neuesten wissenschaftlichen Erkenntnissen entsprechen. Dabei könnte die Integration innovativer Methoden, wie der TEACCH-Methode, Teil des Fortbildungsprogramms sein (vgl. Wehman et al. 2016). Zudem sollte die Förderung der interdisziplinären Zusammenarbeit im Mittelpunkt stehen, um die Qualität der Betreuung weiter zu erhöhen (vgl. Brooke et al. 2018). Langfristig könnten solche Fortbildungen dazu beitragen, standardisierte Best-Practice-Ansätze zu entwickeln, die nachhaltig die Effektivität der medizinischen Rehabilitation verbessern (vgl. Brooke et al. 2018).

Abschließend lässt sich festhalten, dass die Schaffung zusätzlicher Angebote zur medizinischen Rehabilitation für erwerbstätige Asperger-Autist*innen mit psychosomatischen Erkrankungen einer Vielzahl von Maßnahmen bedarf. Diese umfassen sowohl die Entwicklung spezialisierter Programme

und Sensibilisierungsmaßnahmen als auch die Förderung interdisziplinärer Zusammenarbeit und lang-
fristiger Unterstützungsstrategien.

6.3 Gesetzliche Maßnahmen und Rolle der Sozialversicherungs-träger

Die gesetzliche Verankerung eines verpflichtenden
interdisziplinären Ansatzes zur Rehabilitation stellt
eine wesentliche Maßnahme dar, um die Betreuung
von erwerbstätigen Asperger-Autist*innen effizien-
ter zu gestalten und deren spezifischen Bedürfnissen gerecht zu werden. Der Erfolg solcher interdisziplinärer Teams ist in Ländern wie Skandinavien
bereits nachgewiesen und zeigt, wie eine integrierte
Zusammenarbeit zwischen medizinischen, psychologischen und sozialen Fachkräften die Rehabilita-
tionsergebnisse langfristig verbessert (vgl. Frese

2017). Diese Ansätze ermöglichen eine ganzheitliche Betrachtung der individuellen Anforderungen, indem sowohl physische als auch psychosoziale Aspekte berücksichtigt werden. Insbesondere für Menschen mit komplexen Bedürfnissen, wie den spezifischen Herausforderungen eines Asperger-Syndroms in Verbindung mit psychosomatischen Erkrankungen, bietet eine solche Teamstruktur eine optimale Grundlage, um maßgeschneiderte Rehabilitationspläne zu entwickeln (vgl. Bayerisches Staatsministerium für Familie, Arbeit und Soziales 2022). Eine gesetzliche Verpflichtung würde zudem die Verfügbarkeit solcher Ansätze fördern und regionale Unterschiede abmildern, da alle Anbieter zur Umsetzung gezwungen wären. Gleichzeitig könnte dadurch die Finanzierung gesichert werden, was entscheidend ist, da interdisziplinäre Maßnahmen oft mit hohen Kosten verbunden sind (vgl. Frese 2017). Dennoch muss kritisch hinterfragt werden, wie eine solche Regelung in bestehende Strukturen integriert werden kann, da die Einführung standardisierter Richtlinien für Leistungsträger mit administrativem Mehraufwand verbunden sein könnte.

Die Förderung einer klaren gesetzlichen Abgrenzung der Zuständigkeiten zwischen den Leistungsträgern ist essenziell, um die Komplexität der aktuellen Mehrfachzuständigkeiten zu reduzieren und die Effizienz der Prozesse zu steigern. Die derzeitigen Regelungen führen oft zu Unsicherheiten, Verzögerungen und einer erschwerten Inanspruchnahme notwendiger Rehabilitationsmaßnahmen (vgl. Frese 2017). Besonders bei Überschneidungen von Zuständigkeiten zwischen den Sozialgesetzbüchern SGB VIII, SGB IX und SGB XII ergeben sich für Betroffene erhebliche Herausforderungen, da widersprüchliche Regelungen und Zuständigkeitsstreitigkeiten häufig die Bearbeitung verzögern (vgl. Mertens/Meyer 2007). Die Integration spezifischer Regelungen für Asperger-Autist*innen in das SGB IX könnte Abhilfe schaffen und die Antragstellung vereinfachen, indem klarere Kriterien für die Finanzierung und Zuständigkeit eingeführt werden. Dies würde auch die Transparenz für Betroffene erhöhen, die aktuell Schwierigkeiten haben, den komplexen Verwaltungsprozess zu navigieren (vgl. Frese 2017). Diese Abgrenzung könnte beispielsweise durch eine zentrale Koordinierungsstelle für Autismus-Rehabilitationsansprüche umgesetzt werden, die eine schnelle und effiziente Bearbeitung sicherstellt (vgl. Mertens/Meyer 2007). Kritisch betrachtet bleibt jedoch die Frage, ob eine solche zentrale Stelle tatsächlich ausreichend Ressourcen zur Verfügung hätte, um die Vielzahl an Anträgen zeitnah zu bearbeiten.

Ein vereinfachtes Antragsverfahren für Leistungen zur medizinischen Rehabilitation könnte den Zugang für erwerbstätige Asperger-Autist*innen erheblich erleichtern. Die derzeitigen Antragsprozesse sind gekennzeichnet durch hohen bürokratischen Aufwand und umfangreiche medizinische Nachweise, die besonders für Menschen mit psychosomatischen Erkrankungen eine erhebliche Belastung darstellen (vgl. Bayerisches Staatsministerium für Familie, Arbeit und Soziales 2022). Ein digitalisiertes Verfahren mit standardisierten Formularen könnte hier Abhilfe schaffen, indem es den Prozess vereinfacht, die Bearbeitungszeiten reduziert und die Transparenz erhöht. So könnten Doppelprüfungen durch unterschiedliche Sozialversicherungsträger vermieden werden, was nicht nur für die Betroffenen, sondern auch für die Träger eine Effizienzsteigerung bedeuten würde (vgl. Mertens/Meyer 2007). Darüber hinaus könnte der Wegfall mehrfacher ärztlicher Stellungnahmen die Zugänglichkeit verbessern, insbesondere für Menschen, die aufgrund ihrer Erkrankung Schwierigkeiten haben, umfangreiche Dokumentationen zu beschaffen (vgl. Bayerisches Staatsministerium für Familie, Arbeit und Soziales 2022). Es ist jedoch zu beachten, dass die Einführung digitaler Prozesse auch die Gefahr birgt, technisch weniger versierte Betroffene auszuschließen, was durch ergänzende Unterstützungssysteme vermieden werden sollte.

Die gesetzliche Verpflichtung der Sozialversicherungsträger zur finanziellen Unterstützung spezialisierter Rehabilitationsangebote ist eine zentrale Forderung, um die flächendeckende Verfügbarkeit erfolgreicher Therapien wie der TEACCH-Methode sicherzustellen. Diese Methode, die auf strukturierten und individualisierten Lernansätzen basiert, hat sich als besonders effektiv zur Förderung sozialer Kompetenzen und der Arbeitsfähigkeit erwiesen, wird aber aufgrund unzureichender Finanzierung nicht flächendeckend angeboten (vgl. Frese 2017). Eine verbindliche Finanzierung durch die Sozialversicherungsträger könnte dazu beitragen, regionale Ungleichheiten zu verringern und den Zugang zu bewährten Programmen zu erleichtern. Staatliche Zuschüsse könnten ebenfalls dazu genutzt werden, kleinere Einrichtungen bei der Einführung solcher Programme zu unterstützen und initiale Kosten abzufedern (vgl. Bayerisches Staatsministerium für Familie, Arbeit und Soziales 2022). Langfristig hätte dies nicht nur positive Auswirkungen auf die soziale und berufliche Integration der Betroffenen, sondern würde auch volkswirtschaftliche Vorteile bringen, da Arbeitsausfälle und Langzeiterkrankungen reduziert werden könnten. Dennoch muss kritisch betrachtet werden, wie sich die zusätzlichen Kosten auf die Beitragszahler*innen auswirken könnten und ob eine nachhaltige Finanzierung über öffentliche Mittel sichergestellt werden kann.

Die Sicherstellung der regionalen Verfügbarkeit spezialisierter Rehabilitationsangebote ist besonders wichtig, um Ungleichheiten zwischen städtischen und ländlichen Regionen zu verringern. Während spezialisierte Einrichtungen in Städten oftmals gut zugänglich sind, fehlen in ländlichen Gegenden häufig entsprechende Angebote, was zu erheblichen Belastungen durch lange Wegstrecken führt (vgl. Spillers et al. 2014). Gesetzliche Förderprogramme könnten hier ansetzen, indem sie den Aufbau spezialisierter Zentren in unterversorgten Regionen unterstützen und gleichzeitig mobile Dienste entwickeln, um den Zugang zu verbessern (vgl. Bayerisches Staatsministerium für Familie, Arbeit und Soziales 2022). Steuerliche Anreize für Klinik-betreiber*innen könnten ebenfalls dazu beitragen, Investitionen in strukturschwachen Gebieten zu fördern. Diese Maßnahmen würden nicht nur die Versorgungssituation verbessern, sondern auch die Belastung der Betroffenen durch lange Fahrten oder Ortswechsel verringern, die für viele Asperger-Autist*innen als stressauslösend gelten (vgl. Spillers et al. 2014). Es ist jedoch kritisch zu hinterfragen, wie die Qualität der Angebote in ländlichen Regionen gewährleistet werden kann, wenn qualifiziertes Personal und spezialisierte Ressourcen fehlen.

Fort- und Weiterbildungsmaßnahmen für Rehabilitationsfachkräfte sind unerlässlich, um die Betreuung von Asperger-Autist*innen zu optimieren. Gesetzlich verpflichtende Schulungen könnten sicherstellen, dass Fachkräfte ein besseres Verständnis für die besonderen Herausforderungen dieser Zielgruppe entwickeln, einschließlich sensorischer Überempfindlichkeiten und sozialer Interaktionsprobleme (vgl. Spillers et al. 2014). Diese Weiterbildungen könnten auch dazu beitragen, interdisziplinäre Zusammenarbeit zu fördern, da alle beteiligten Fachkräfte ein gemeinsames Verständnis für effektive Therapieansätze erlangen würden (vgl. Mertens/Meyer 2007). Staatlich finanzierte Programme könnten die Teilnahme erleichtern, insbesondere für Fachkräfte kleiner Einrichtungen, die sich teure Schulungen sonst nicht leisten könnten (vgl. Bayerisches Staatsministerium für Familie, Arbeit und Soziales 2022). Die regelmäßige Aktualisierung der Inhalte auf Basis neuester wissenschaftlicher Erkenntnisse würde zudem sicherstellen, dass die Rehabilitation stets nach den besten verfügbaren Standards erfolgt. Allerdings ist darauf zu achten, dass solche Maßnahmen nicht nur in ihrer Frequenz, sondern auch in ihrer praktischen Relevanz optimiert werden, um die Akzeptanz bei den Fachkräften hochzuhalten.

Zusammenfassend kann festgestellt werden, dass

gesetzliche Maßnahmen und die gezielte Einbindung der Sozialversicherungsträger ein erhebliches Potenzial besitzen, die Qualität und Verfügbarkeit der medizinischen Rehabilitation für erwerbstätige Asperger-Autist*innen zu verbessern.

7. Fazit

Die vorliegende wissenschaftliche Arbeit hat die komplexe Situation erwerbstätiger Asperger-Autist*innen mit psychosomatischen Erkrankungen im Kontext medizinischer Rehabilitation umfassend analysiert und aufgezeigt, dass erhebliche Versorgungslücken existieren. Die zentrale Zielsetzung bestand darin, die Adäquanz bestehender Rehabilitationsangebote zu untersuchen und Handlungsempfehlungen zur Verbesserung der Versorgungssituation zu entwickeln.

Die Kernerkenntnisse verdeutlichen ein systembedingtes Defizit in der medizinischen Rehabilitation. Bestehende Angebote sind oft nicht ausreichend auf die spezifischen Bedürfnisse von Asperger-Autist*innen zugeschnitten. Insbesondere sensorische Überempfindlichkeiten und Kommunikationsschwierigkeiten werden in aktuellen Programmen unzureichend berücksichtigt. Die Forschung hat klar herausgestellt, dass interdisziplinäre und individualisierte Ansätze entscheidend für eine erfolgreiche

Rehabilitation sind.

Die Analyse offenbarte multiple strukturelle Herausforderungen: Gesetzliche Rahmenbedingungen erschweren den Zugang zu spezialisierten Rehabilitationsleistungen, und Sozialversicherungsträger zeigen eine begrenzte Flexibilität bei der Finanzierung autismusspezifischer Maßnahmen. Die Untersuchung bestätigte internationale Forschungsergebnisse, die die Notwendigkeit ganzheitlicher Rehabilitationskonzepte unterstreichen.

Methodische Limitationen wie die begrenzte Datenlage zu spezifischen Rehabilitationsangeboten und die Fokussierung auf Deutschland erfordern weitere wissenschaftliche Untersuchungen. Zukünftige Forschungsprojekte sollten quantitative Studien zur Wirksamkeit spezialisierter Rehabilitationsansätze durchführen und internationale vergleichende Perspektiven einbeziehen.

Die entwickelten Handlungsempfehlungen zielen

auf eine umfassende Systemveränderung ab. Sie umfassen die gesetzliche Verankerung interdisziplinärer Rehabilitationsansätze, die finanzielle Förderung spezialisierter Ausbildungsprogramme und die Schaffung rechtlicher Rahmenbedingungen für individualisierte Unterstützungsangebote. Diese Empfehlungen verstehen sich als konstruktiver Beitrag zur Verbesserung der Lebensqualität von erwerbstätigen Asperger-Autist*innen.

Die persönliche Motivation entstand aus dem Wunsch, strukturelle Verbesserungen zu initiieren und gesellschaftliche Strukturen zu sensibilisieren. Die Arbeit versteht sich als wissenschaftlicher Beitrag, der die Perspektive von Menschen mit Asperger-Syndrom in den Mittelpunkt rückt und ihre spezifischen Herausforderungen sichtbar macht.

Die zentrale Kernbotschaft lautet: Die medizinische Rehabilitation für erwerbstätige Asperger-Autist*innen erfordert einen ganzheitlichen, individualisierten und interdisziplinären Ansatz. Nur durch gezielte Unterstützung kann ihre gesellschaftliche und berufliche Teilhabe nachhaltig verbessert werden. Die Forschung zeigt deutlich, dass es nicht ausreicht, bestehende Systeme minimal anzupassen, sondern ein grundlegendes Umdenken in Bezug auf Diagnostik, Rehabilitation und Integration erforderlich ist.

Die vorliegende Untersuchung leistet damit einen wesentlichen Beitrag zur Schlließung einer wissenschaftlichen Forschungslücke und bietet eine fundierte Grundlage für zukünftige Verbesserungen in der medizinischen Rehabilitation von Asperger-Autist*innen.

Literaturverzeichnis

Aman, Michael G. (2005): Treatment Planning for Patients With Autism Spectrum Disorders, in: J Clin Psychiatry, Bd. 66, suppl 10, S. 38–45. https://www.psychiatrist.com/read-pdf/21556/

Autismus Mosel-Eifel-Hunsrück e.V (2014): Autismus: Ein Ratgeber für Betroffene und Interessierte in der Region. Trier: Autismus Mosel-Eifel-Hunsrück e.V. https://autismus-trier.de/fileadmin/user_upload/Broschuere_Autismus_Trier_e.V..pdf

Bader, Michael/Monika Labruier/Julia Proft/Kai Vogeley (2018): Menschen mit Autismus im Arbeitsleben - Informationen und Handlungsempfehlungen. Köln: LVR-Druckerei. https://www.ifd-wuppertal.de/fileadmin/Downloads/LVR_Autismus_im_Beruf.pdf

Bayerisches Staatsministerium für Familie, Arbeit und Soziales (2022): Autismusstrategie Bayern.

https://www.stmas.bayern.de/imperia/md/content/stmas/stmas_inet/bericht_autismusstrategie_bayern_a4_bf.pdf

Brooke, Valerie/Alissa Molinelli Brooke/Carol Schall/Paul Wehman/Jennifer McDonough/Katherine Thompson/Jan Smith (2018): Employees with Autism Spectrum Disorder Achieving Long-Term Employment Success: A Retrospective Review of Employment Retention and Intervention, in: Research and Practice for Persons with Severe Disabilities, Bd. 43, Nr. 3, S. 181–193. https://journals.sagepub.com/doi/abs/10.1177/1540796918783202

Canonica, Carla (2024): Berufliche Teilhabe von Erwachsenen mit dem Asperger-Syndrom. Strategien von Arbeitnehmer innen und Arbeitgeber innen im Kontext von Verstehen und Aushandeln, Dissertation, Universität Zürich, https://www.zora.uzh.ch/id/eprint/258875/1/Canonica_Carla_Dissertation.pdf

Diesterhöft, Sandra/Angela Holtze/Thomas Löprich (2011): Autismus-Spektrum-Störung (ASS) und Arbeit. Winsen/Luhe: Bundesagentur für Arbeit. https://www.einzigartig-eigenartig.de/content/files/Diesterhoeft_Holtze_Loeprich_11_01_22.pdf

Fong, Carlton J./Joshua Taylor/Aynura Berdyyeva/Amanda M. McClelland/Kathleen M. Murphy/John D. Westbrook (2021): Interventions for improving employment outcomes for persons with autism spectrum disorders: A systematic review update, in: Campbell Systematic Reviews, Bd. 17, Nr. 3, S. e1185. https://doi.org/10.1002/cl2.1185

Frese, Christian (2017): Rechte von Menschen mit Autismus, 2. Aufl., Hamburg: autismus Deutschland e.V. https://www.autismus.de/fileadmin/RECHT_UND_GESELLSCHAFT/Broschuere_Rechte_von_Menschen_mit_Autismus_Stand_13Nov.pdf

Ghaziuddin, Mohammad (2002): Asperger Syndrome: Associated Psychiatric and Medical Conditions, in: Focus on Autism and Other Developmental Disabilities, Bd. 17, Nr. 3, S. 138–144. https://journals.sage-pub.com/doi/abs/10.1177/10883576020170030301

Hawkins, Gail (2017): Fit für den Arbeitsmarkt, 2. Aufl., Zürich: autismus deutsche schweiz. https://www.autismus.ch/uploads/pdfs/Arbeit/Fit%20f%C3%BCr%20den%20Arbeits-markt,%20Fassung%202017.pdf

Kirschnick, Alina (o.J.) Circles of Support. https://link.springer.com/chapter/10.1007/978-3-531-92442-7_3

Knorr, Philipp (2012): „Ich verstehe sie falsch und sie verstehen mich falsch": Die schulische Situation von Kindern und Jugendlichen mit Autismus-Spektrum-Störungen und hoher intellektueller Begabung – Eine explorative Mixed-Method-Studie, Doktorarbeit, Universität Rostock, Rostock. urn:nbn:de:gbv:28-diss2013-0157-4

Landratsamt Bodenseekreis (2022): Wegweiser Autismus im Bodenseekreis vom Vorschulalter bis zum Erwerbsleben. Friedrichshafen: Landratsamt Bodenseekreis. https://www.bodensee-kreis.de/fileadmin/01_soziales_gesundheit/behin-derung/downloads/psychische_erkrankungen/weg-weiser_autismus.pdf

Mertens, Michael/Hans Meyer (2007): Arbeitshilfen zum einheitlichen Umgang mit dem § 35a SGB VIII (Eingliederungshilfe für seelisch behinderte Kinder und Jugendliche), 4. Aufl., Köln und Münster: Land-schaftsverband Rheinland, Landschaftsverband Westfalen-Lippe. https://www.bagues.de/spur-download/sht/45_10an7.pdf

Paul, Vincent B./Victor R. Prd/Colin R. Martin (2023): Comprehensive Guide to Autism. https://link.springer.com/article/10.1186/s12913-019-4432-3

Ruiz-Robledillo, N./Moya-Albiol, L. (2013): Self-reported health and cortisol awakening response in parents of people with asperger syndrome: The role of trait anger and anxiety, coping and burden, in: Psychology & Health, Bd. 28, Nr. 11, S. 1246-1264. https://www.tandfonline.com/doi/abs/10.1080/08870446.2013.800517

SALO PARTNER (2018): AuReA@SALO Autismus Rehabilitation Arbeit Wege in den ersten Arbeitsmarkt. https://www.sbv.kit.edu/downloads/Salo_AuReA_broschuere_240418.pdf

SALO PARTNER (2023): AuReA@SALO Autismus. Rehabilitation • Arbeit Wege in den ersten Arbeitsmarkt Das bundesweite Angebot beruflicher Erst – und Wiedereingliederung für Menschen mit Autismus-Spektrum-Störung. https://www.salo-ag.de/wp-content/uploads/2023/09/Salo_AuReA_broschuere_130923.pdf

Sansosti, Frank J./Deborah Merchant/Lynn C. Koch/Phillip Rumrill/Alexa Herrera (2017): Providing supportive transition services to individuals with autism spectrum disorder: Considerations for vocational rehabilitation professionals, in: Journal of Vocational Rehabilitation, Bd. 47, Nr. 2, S. 207–222. DOI: 10.3233/JVR-170896

Schmauch, Beate (2012): Welchen Einfluss spielt das Geburtsgewicht bei Frühgeborenen auf die körperliche Entwicklung sowie das Verhalten im Schulkindalter?, Doktorarbeit, Christian-Albrechts-Universität zu Kiel, https://macau.uni-kiel.de/servlets/MCRFileNodeServlet/dissertation_derivate_00004731/DissertationSchmauchBeate.pdf

Spillers, Jessica L. H./Leonard M. Sensui/Kristen F. Linton (2014): Concerns About Identity and Services Among People with Autism and Asperger's Regarding DSM-5 Changes, in: Journal of Social Work in Disability & Rehabilitation, Bd. 13, Nr. 3, S. 247–260. https://www.tandfonline.com/doi/abs/10.1080/1536710X.2014.912186

Voll, Renate (2009): Soziale Partizipation und berufliche Integration als Ziel kinder- und jugendpsychiatrischer Rehabilitation, in: Zeitschrift für Kinder- und Jugendpsychiatrie und Psychotherapie, Bd. 37, Nr. 5, S. 421–431. https://econtent.hogrefe.com/doi/abs/10.1024/1422-4917.37.5.421

Wehman, Paul/Carol M Schall/Jennifer McDonough/Carolyn Graham/Valerie Brooke/J Erin Riehle/Alissa Brooke/Whitney Ham/Stephanie Lau/Jaclyn Allen/Lauren Avellone (2016): Effects of an employer-based intervention on employment outcomes for youth with significant support needs due to autism, in: Autism, Bd. 21, Nr. 3, S. 276–290. https://journals.sagepub.com/doi/abs/10.1177/1362361316635826

Wehman, Paul/Stephanie Lau/Alissa Molinelli/Valerie Brooke/Katie Thompson/Chandler Moore/Michael West (2012): Supported Employment for

Young Adults With Autism Spectrum Disorder: Preliminary Data, in: Research & Practice for Persons with Severe Disabilities, Bd. 37, Nr. 3, S. 160–169. https://worksupport.com/research/documents/pdf/2012_Wehman.pdf

Zbinden-Salzmann, Mireille (2023): Asperger-Autisten – die verkannten idealen Mitarbeiter/innen. Zbinden Coaching. http://zbinden-coaching.ch/download/tipps_fur_unternehmer.pdf

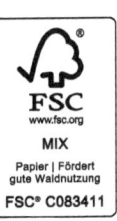

FSC
www.fsc.org
MIX
Papier | Fördert
gute Waldnutzung
FSC® C083411

Zeitfracht Medien GmbH
Ferdinand-Jühlke-Straße 7
99095 Erfurt, Deutschland
produktsicherheit@kolibri360.de

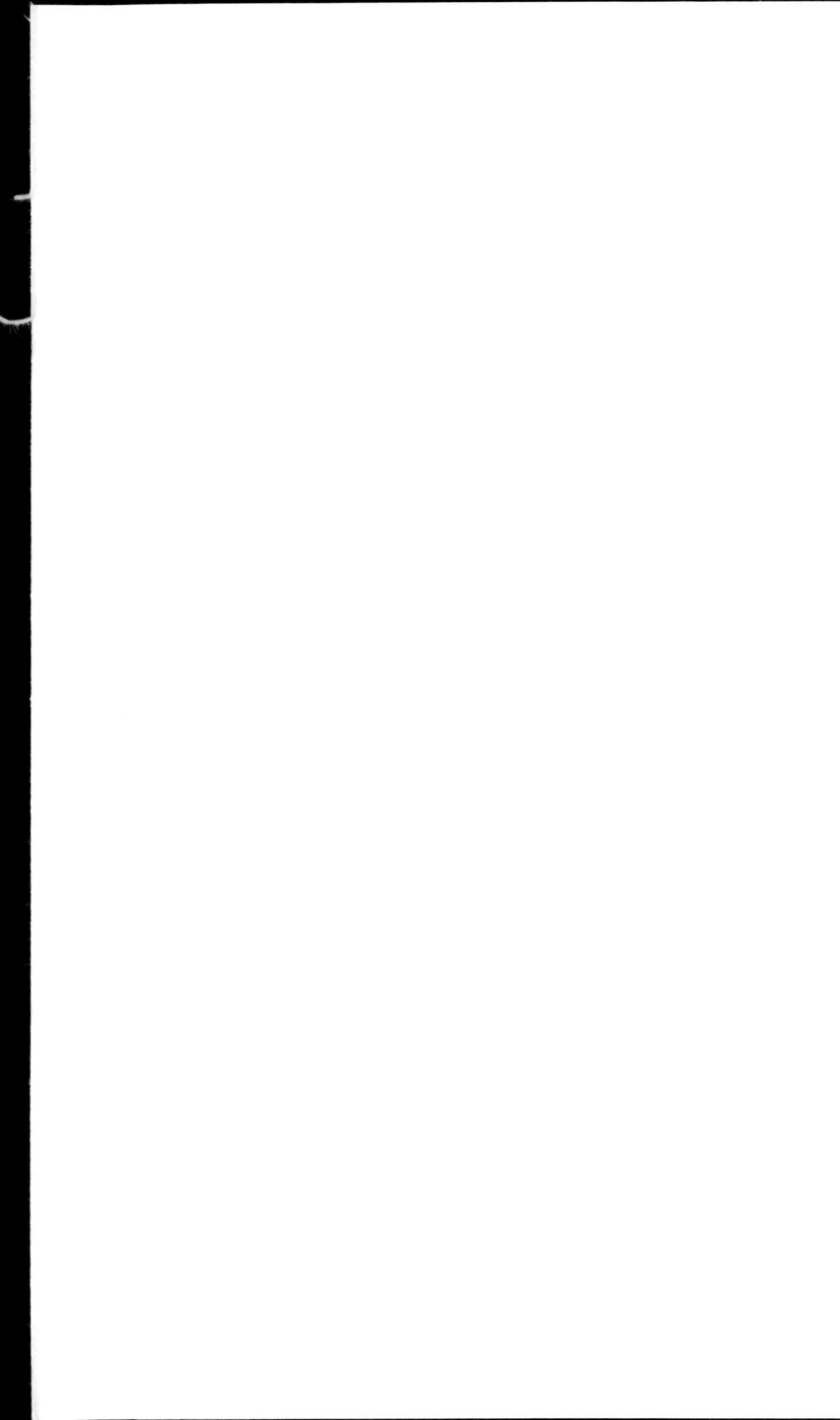